Dr Jules CARON

DE LA FACULTÉ DE MÉDECINE DE PARIS

ANCIEN EXTERNE DES HOPITAUX
ET DE LA MATERNITÉ SAINTE-ANNE DE LILLE

LAURÉAT DES FACULTÉS LIBRES DE LILLE
ANNÉES 1894-95, 1895-96, 1896-97

ÉTUDE

SUR LES

INJECTIONS PRÉVENTIVES

DE SÉRUM ANTIDIPHTÉRIQUE

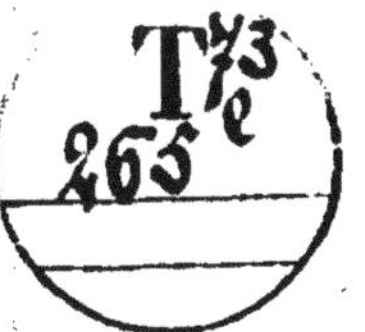

PARIS

Jules ROUSSET

36, RUE SERPENTE

1902

Dʳ Jules CARON

DE LA FACULTÉ DE MÉDECINE DE PARIS

ANCIEN EXTERNE DES HOPITAUX
ET DE LA MATERNITÉ SAINTE-ANNE DE LILLE

LAURÉAT DES FACULTÉS LIBRES DE LILLE
ANNÉES 1894-95, 1895-96, 1896-97

ÉTUDE

SUR LES

INJECTIONS PRÉVENTIVES

DE SÉRUM ANTIDIPHTÉRIQUE

PARIS

Jules ROUSSET

36, RUE SERPENTE

1902

A MON PÈRE ET A MA MÈRE

Témoignage d'affection et de reconnaissance.

A TOUS MES PARENTS ET MES AMIS

A MES MAITRES DE LA FACULTÉ LIBRE
DE MÉDECINE DE LILLE

et plus particulièrement à MM. les professeurs DURET et DESPLATS, dont nous eûmes l'honneur d'être l'externe, et à MM. les professeurs EUSTACHE, AUGIER, FAUCON, DELASSUS, BOUCHAUD, et DERVILLE.

A MES MAITRES DANS LES HOPITAUX DE PARIS

spécialement à M. le docteur MOIZARD, médecin de l'hôpital des Enfants-Malades, qui nous reçut avec tant de bienveillance dans son service et sut nous faire apprécier tout le charme et l'intérêt de son enseignement au lit des malades.

INTRODUCTION

La diphtérie était, il y a peu d'années encore, une de ces maladies dont l'étiologie, la nature intime nous échappaient, et contre lesquelles le médecin se trouvait le plus souvent désarmé.

Le nombre et la variété des médications proposées étaient la meilleure preuve de leur inefficacité.

Depuis lors, la découverte du bacille diphtérique par Klebs et Lœffler, l'étude des propriétés de ce bacille par Roux et Yersin, ont illuminé d'un jour merveilleux cette branche importante de la pathologie infantile, en montrant que la diphtérie est une maladie d'abord locale, causée par la pullulation, au niveau de la fausse membrane diphtérique, d'un bacille qui y reste localisé, et y produit des toxines. Ces dernières, absorbées par la muqueuse sous-jacente, vont causer dans l'organisme des accidents d'intoxication générale.

Cette découverte en amena bientôt une autre : celle de la sérothérapie de la diphtérie, par Behring et Kitasato en 1890. Celle-ci appliquée à l'homme par Behring, Boër et Kossel en 1892, est définitivement entrée dans la pratique après le congrès de Budapest.

Mais si les injections curatives de sérum antidiphtérique, à la suite des nombreuses recherches cliniques dont elles ont été l'objet depuis leur découverte, se sont immédiatement et universellement substituées aux anciens procédés de traitement de la diphtérie, il n'en a pas été de même de la sérothérapie appliquée comme méthode prophylactique à des individus sains, en imminence de contagion diphtérique, en temps d'épidémie ou dans des milieux infectés.

On préférait avoir recours aux anciennes mesures d'hygiène prophylactique, plutôt qu'à la nouvelle méthode qu'on craignait, parce qu'on ne la connaissait pas.

Ce n'est pas que la valeur préventive de la sérothérapie fût contestée au point de vue expérimental ; les expériences de Behring et Kitasato en avaient fait foi ; mais au point de vue clinique, les résultats obtenus uniquement par l'isolement, l'antisepsie et la désinfection toutes mesures inoffensives, étaient mis en parallèle avec les accidents variés : fièvre, érythèmes, arthropathies causés par le sérum, à une époque où son mode de préparation n'avait pas atteint le degré de perfection d'aujourd'hui.

Le manque de statistiques et d'expérimentation augmentait encore la défiance des praticiens vis-à-vis du nouveau remède ; celle-ci fut à son comble lorsque survinrent quelques cas de mort post-sérothérapique, auxquels la publicité ne fit pas défaut.

La question des injections préventives antidiphtériques, presque tombée dans l'oubli en France à la suite de ces circonstances, a, dans ces derniers temps, subi un regain d'actualité dans notre pays, à la suite d'une série d'expériences cliniques décisives, pratiquées en différents endroits, notamment dans les milieux hospitaliers de Paris, et offrant toutes, la précision des travaux de laboratoire.

En novembre 1900, MM. Guinon et Mathé enrayaient brusquement, avec l'aide du sérum, une grave épidémie de diphtérie à l'hôpital de la Salpêtrière.

Nous-même, avons pu voir en mai 1901 M. le docteur Moizard arrêter net, dès le début, une petite épidémie née dans son service de la salle Guersant, à l'hôpital des Enfants-Malades, par les injections préventives immédiatement pratiquées à tous les petits malades.

C'est sur son bienveillant conseil, d'ailleurs, que nous abordons aujourd'hui l'étude de cette question qui l'intéresse si particulièrement, et à laquelle il a apporté lui-même l'appoint de sa grande expérience.

Nous nous proposons donc de jeter un coup d'œil sur l'historique des injections préventives, d'étudier l'état actuel de la question, la technique de la méthode, les conditions dans lesquelles elle peut ou doit se pratiquer, les cas où elle est discutable, et d'exposer finalement les conclusions des débats auxquels elle a donné lieu dans les sociétés savantes.

Mais avant d'entrer plus loin dans notre sujet, qu'il nous soit permis de remercier ici Monsieur le professeur Hutinel du grand honneur qu'il a bien voulu nous faire en acceptant de présider la soutenance de notre thèse.

CHAPITRE PREMIER

Historique.

La sérothérapie préventive de la diphtérie naquit, en réalité, avec les expériences exécutées sur les animaux par MM. Behring et Kitasato, en 1890.

L'année précédente, MM. Roux et Yersin avaient découvert la toxine diphtérique. Puis Carl Fraenkel avait démontré directement que l'inoculation par petites doses, aux animaux, de cette toxine soumise préalablement à l'action de la chaleur, leur conférait l'immunité contre l'inoculation du bacille lui-même.

MM. Behring et Kitasato reconnurent alors que le sérum des animaux vaccinés contre la diphtérie renferme une substance qu'ils nommèrent antitoxine, et qui, inoculée à des animaux avant l'infection diphtérique, leur donne le pouvoir de résister à cette infection.

Dans une série de publications, MM. Behring, Wernicke, Boër, Kossel et Knorr expliquèrent comment ils immunisaient les animaux par l'injection de toxine

iodée, comment leur sérum agissait sur la toxine diphtérique, et se montrait préventif sur les cobayes et lapins
inoculés avec le bacille de Lœffler.

Finalement, M. Roux choisit le cheval comme ani-
mal producteur du sérum, et démontra qu'un cobaye
auquel on donne une quantité suffisante de sérum, sup-
porte ensuite une quantité de toxine diphtérique mortelle pour les cobayes non préparés : il suffit que les
cobayes aient reçu douze heures auparavant un cent
millième de leur poids de sérum, pour qu'ils résistent
à une dose de toxine qui tue les cobayes témoins en
moins de cinq jours.

Ces expériences font déjà pressentir les conditions
dans lesquelles s'exercera la vaccination anti-diphté-
rique appliquée à l'homme.

En effet, « les animaux qui reçoivent l'antitoxine
diphtérique, disent MM. Roux et Martin (1), deviennent
réfractaires à la maladie dans un temps très court.
L'immunité est acquise sur le champ, pour ainsi dire,
mais elle ne dure pas ; elle s'efface peu à peu et dispa-
rait en quelques jours ou quelques semaines, selon la
puissance et la proportion du sérum administré. Cette
immunité fugace est bien différente de celle, pénible-
ment acquise, mais durable, qui suit les injections
ménagées et répétées du poison diphtérique. » Ainsi,
une différence capitale s'imposait encore entre une
méthode prophylactique de longue durée, comme l'est
la vaccination jennérienne, et l'injection préventive

(1) Roux et Martin. — *Annales de l'Institut Pasteur*, septembre 1891.

antidiphtérique dont le bénéfice devait être immédiatement utilisé, mais aussi rapidement épuisé.

D'un autre côté, l'étude faite simultanément à cette époque, des sérothérapies antidiphtérique et antitétanique, au point de vue expérimental, permet d'établir un parallèle entre ces deux méthodes, au point de vue de leur efficacité préventive.

« L'action préventive de l'antitoxine tétanique, disent MM. Roux et Martin (1), se manifeste avec une merveilleuse puissance. Dans la pratique, elle n'a pas justifié toutes les espérances ;.... cela tient sans doute à ce que nous ne reconnaissons le tétanos qu'au moment où apparaissent les contractures, c'est-à-dire, quand l'empoisonnement est fait. Il n'en est pas de même pour la diphtérie : celle-ci est également une maladie toxique, mais l'empoisonnement suit l'angine ou la laryngite. C'est à cette circonstance que la diphtérie est d'abord une affection localisée, que nous devons d'être mieux armés contre elle. »

Si donc le sérum antitétanique n'a de chances de réussir qu'en tant que méthode préventive, la sérothérapie antidiphtérique pourra réussir encore en cas de maladie confirmée ; mais il faut dire aussi que ses chances de succès seront d'autant plus grandes qu'elle aura été employée plus tôt, et surtout, préventivement.

En dernier lieu, les expériences du D\u2071 Burdach (2), ont établi que les cobayes sont plus faciles à vacciner qu'à guérir, qu'il faut employer pour leur trai-

(1) *Annales de l'institut Pasteur*, 1891, p. 609,
(2) *Annales de l'institut Pasteur*, janvier 1895.

tement des doses au moins trente fois plus fortes que celles qui les vaccinent, et que chez les lapins la propriété curative du sérum est deux fois et demie moins grande que sa force immunisante.

Telles sont, en résumé, les données expérimentales qui ouvrirent la voie aux études cliniques postérieures, permettant d'entrevoir les résultats futurs.

Dès lors, la question des injections préventives prit immédiatement son essor vers l'étranger, suscitant, notamment en Allemagne, en Italie, en Russie, en Amérique, de nombreuses recherches ; tandis qu'en France, elle semblait délaissée, malgré les résultats obtenus dans cette voie par les inventeurs du sérum.

Dès 1891, d'intéressantes communications nous vinrent d'*Allemagne*, confirmant l'action préventive du sérum antidiphtérique.

En juin 1891, Katz dans une communication à la Société de médecine Berlinoise, faisait savoir que sur 72 frères ou sœurs de diphtériques, préalablement vaccinés, 8 seulement avaient été contagionnés, et que tous avaient guéri rapidement.

Mewius (1), de Helgoland, expérimente avec le même succès les injections préventives dans des familles où l'isolement était impossible. Seitz, pendant l'épidémie de Helgoland, immunise tous les enfants, dont aucun ne succombe à la diphtérie.

La même année Hilbert (2) injecte un enfant au sein et le préserve de la contagion par sa mère diphtérique.

(1) *Berliner Klinische*, 25 oct. 1895.
(2) HILBERT. — *Berliner Klinische*, nov. 1891.

En Allemagne, citons encore les succès de Schüler, de Kurth à Brême, de Kraus à Prague, etc.

Enfin, dès novembre 1895, Heubner, de Berlin et ses collaborateurs Loehr (1), Müller (2), Slawyk, inaugurent avec succès la méthode des injections préventives intra-hospitalières.

Mais c'est surtout en *Amérique*, que, dès le début, la question de l'immunisation antidiphtérique fit rapidement son chemin.

En 1895, Ohlmacher (3) étudia sur les chiens la durée de l'immunisation par le sérum. La même année Morrill (4) jugulait une épidémie de diphtérie à « Children Hospital » de Boston grâce aux injections préventives, et Thomas agissait de même à New-York, dans le « Nursery and Child's hospital ».

Même succès de Coues en 1898 à « St-Mary's infant asylum » de Boston.

L'office de santé de New-York (5) nous fournit de son côté des statistiques imposantes : sur 5,108 personnes inoculées préventivement dans l'espace d'environ 4 ans, 56 diphtéries seulement, sur lesquelles 4 décès.

La ville de Denver (Colorado) vit, d'autre part, se mortalité consécutive à la diphtérie s'abaisser de plus des deux tiers, grâce aux injections préventives.

En *Italie* aussi, la nouvelle méthode fut rapidement mise en pratique.

(1) Læhr. — *Jahrbuch für Kinderheilkunde*, 1896.
(2) Müller. — *Jahrbuch für Kinderheilkunde*, 1897.
(3) Ohlmacher. — *Med. rec.*, New-York, 1895, XLVII (613-615)
(4) Morril. — *Boston medical*, février 1898.
(5) Biggs. — *Medical News*, 1899.

Pasani (1) arrêta ainsi l'épidémie de Baricelli près de Bologne, en 1897 ; Conti, la même année, celle du collège de Côme ; Bordone Uffreduzzi (2) obtint les mêmes succès à l'asile Venezia en 1898 ; de même Venturi et Médicis, Boldassari en 1900.

La *Russie* ne se désintéressa pas davantage de la question ; et les injections préventives firent leurs preuves au Congrès de Moscou de 1897 : Michalewith y avait eu recours avec succès à Kelmenzi ; Mentow à Pétronsk ; de même Gaskewitch dans un asile, Polievktow dans un internat de Moscou, et d'autres encore. A Saint-Pétersbourg, Stukkei (3) appliqua la méthode de 1893 à 1898 à l'hôpital des enfants du prince Oldenburgski ; Feldt enraya ainsi une épidémie à l'hôpital Saint-Nicolas en 1897, et Melenfeld, dans un service de scarlatineux.

Enfin nous citerons, parmi tant d'autres, les succès d'Aaser, de Johannessen à Christiania en 1891, ceux de Martin de Genève en 1895, de Demisch à Kerzers, de Hilbert à Kœnisberg, de Bekesy, Karman en Hongrie, etc., etc.

Pendant ce temps la question semblait délaissée en France. Pourtant nous constatons de faibles essais de la méthode préventive dans les milieux hospitaliers de Paris.

C'est à l'hôpital des Enfants-Malades que MM. Roux, Yersin Martin et Chaillou, commencèrent le 1er février 1891 à traiter les enfants diphtériques avec le sérum,

(1) Pasani. — *Ric. d'ig.*, 1897,
(2) Bordone Uffreduzzi. — *Ricista d'igiene*, 1898.
(3) Stukkei. — *Bolnitsch gnz. botkina*, Saint-Pétersbourg. 1898.

dont la valeur prophylactique se manifesta d'une façon aussi nette que ses vertus curatives.

A tous les enfants, MM. Roux et Martin donnèrent systématiquement 20 cent. cubes de sérum en une piqûre sous la peau du flanc. — 128 enfants, reconnus par la suite non diphtériques, furent ainsi traités sans le moindre inconvénient ; ils restèrent quelques jours dans le pavillon, exposés à la contagion sans être contaminés. « C'est là, disent MM. Roux et Martin (1), une expérience qui démontre la valeur prophylactique du sérum. »

La même année, M. le docteur Moizard obtenait les mêmes résultats au pavillon des douteux de l'hôpital Trousseau, et concluait qu'il est sage d'employer l'injection préventive, quand l'isolement est impossible ou illusoire.

En 1895, M. le docteur Chantemesse (2) vantait, de son côté, les injections préventives qu'il avait appliquées avec succès dans son service de la crèche du bastion 29. A la même époque, M. d'Astros les utilisait à l'hôpital de la Conception à Marseille.

Malgré ces résultats, nombreux étaient les adversaires de la méthode, eu égard aux accident fébriles, éruptifs, rénaux, observés alors à la suite d'injections de sérum.

Pour eux, les risques à courir après l'injection étaient trop sérieux pour compenser le bénéfice si temporaire de l'immunisation.

(1) *Annales de l'Institut Pasteur*, 1891.
(2) CHANTEMESSE. — *Bull. de la Société méd. des Hôp.* Juillet 1895.

Ce n'est que dans ces derniers temps que la question des injections préventives subit un renouveau d'actualité, à la suite d'épidémies encore récentes, et où la méthode fit merveille.

En effet, M. le docteur Martin (1) l'appliqua avec un entier succès en 1899 à la population scolaire de Flaviac éprouvée par la diphtérie ; M. le docteur Ausset (2), de Lille, la pratiqua avec succès dans sa clientèle ; et M. le docteur Fleury enraya. au moyen d'elle, l'épidémie de Rez, près St-Etienne, en septembre 1899.

En novembre 1900 éclatait à l'hôpital de la Salpêtrière de Paris, dans le service d'idiotes et d'épileptiques dirigé par M. le docteur Voisin (Section Esquirol), une épidémie de diphtérie à allures assez graves (3).

Le 6 novembre, une enfant de 6 ans était atteinte d'accidents du côté de la gorge avec fièvre et dysphagie, et succombait quelques jours après à des accidents mal élucidés.

Le 9 novembre. une enfant de 9 ans contractait une angine qu'on reconnut ensuite être diphtérique, et le 13 novembre, nouveau cas de diphtérie avec croup consécutif chez une enfant de 13 ans.

Puis l'épidémie se précipite :

Deux nouveaux cas d'angine diphtérique éclatent le 14. sept autres le 15.

C'est alors que M. le docteur Guinon. secondé par son externe. M. Mathé. vint aider M. le docteur Voisin, et décida de faire à tous les enfants une injection préventive.

Celle-ci fut pratiquée par M. Mathé le 16 novembre, et de

(1) MARTIN. — *Bull .de la Soc. de méd. publ.*, 1899.
(2) AUSSET. — *Bull. de la Soc de pédiatrie de Paris.* Juin 1901.
(3) GUINON et MATHÉ. — *Bulletin de la Société de pédiatrie de Paris*, mars 1901. — MATHÉ, *Thèse.* Paris. 1901.

rigoureuses mesures de prophylaxie furent instituées ; il fut décidé que tous les enfants seraient soignés dans l'hôpital, qu'une salle d'isolement serait attribuée aux diphtériques confirmés, une autre aux douteux ; que toutes les salles seraient désinfectées par des lavages au savon noir et des pulvérisations de sublimé. Les mesures d'antisepsie en usage dans les pavillons de diphtériques furent appliquées.

Après cette date. plus qu'un cas à enregistrer le 18 novembre et deux le 21. Toutefois, les 19 et 21 novembre, dans le pavillon Terrillon où se trouvaient des enfants ayant fréquenté les mêmes salles d'école que les malades de la section contagionnée, on constata deux nouveaux cas de diphtérie. Aussi les mêmes mesures furent appliquées au pavillon Terrillon.

Il fut injecté 20 cent. cubes aux diphtériques et douteuses, 10 cent. cubes aux enfants d'au moins 10 ans, et 6 cent. cubes au-dessous de 10 ans.

Puis un service spécial fut organisé pour les convalescentes diphtériques et les douteuses guéries.

La désinfection fut faite simultanément pour tout le matériel de chaque salle à la fois, et de l'école ; dans la cour, la couche superficielle de sable fut enlevée et transportée à distance après mélange avec de la chaux et du sulfate de cuivre.

En définitive, cette épidémie comporte donc, sauf un cas indécis, 18 cas développés en 9 jours et tous guéris. Après les inoculations préventives, on n'observa plus que 4 cas remarquablement bénins, sur les 153 enfants qui n'avaient pas encore été atteints.

Depuis lors, et dans un champ d'expérimentation tout différent, une nouvelle application de la sérothérapie préventive a été couronnée des mêmes résultats :

Nous voulons parler de l'épidémie de 1901 au hameau des Huttes, près Gravelines (Nord), prompte-

ment enrayée par l'énergique intervention de M. le
Dr Delbecq (1).

Le hameau des Huttes, composé de maisonnettes de pêcheurs
basses et rapprochées, constituait, malgré la brise maritime
qui l'aérait, un milieu hygiénique bien défectueux : c'est là
qu'un cas de diphtérie éclata chez un enfant de 5 ans le 23 janvier 1901, suivi d'un autre, le 25, dans la maison attenante,
et d'un cas mortel le 2 février.

Le Dr Delbecq jugea imprudent de continuer la méthode
de l'isolement par l'envoi des frères et sœurs des malades dans
d'autres maisons. C'était risquer de contaminer le milieu
ambiant.

En effet le 6 février, un enfant isolé de son frère diphtérique
contractait la maladie. Dès lors le Dr Delbecq procéda immédiatement aux injections préventives, qu'il fit à la dose de 5 à
10 c. cubes à tous les enfants des maisons que frappait la maladie.

Jusqu'au 3 mars, 9 autres cas se produisent au hameau. 5
autres sur le territoire de Gravelines. Le 5 mars, la mère du
premier enfant atteint est atteinte elle-même ; enfin le 24 mars
éclate le dernier cas. Sur tous ces malades, trois sont morts.
Voilà donc une épidémie menaçant d'abord de s'étendre rapidement. Dès le moment où les injections préventives sont pratiquées, aucun cas ne se renouvelle dans les familles où elles
ont été faites ; et cependant, tous les frères et sœurs des petits
malades vivent avec eux dans des conditions d'hygiène très
défectueuses.

Les autres mesures de prophylaxie furent là aussi mises en
vigueur : fermeture. lavage, désinfection des écoles ; désinfection aussi complète que possible, des maisons particulières.

Pour terminer cet aperçu historique. nous relaterons

(1) DELBECQ. — *Echo médical du Nord*, 16 juin 1901.

avec un peu plus de détails la double épidémie que nous avons pu observer à l'hôpital des Enfants-Malades, dans le service de M. le docteur Moizard (1) ; observation d'autant plus intéressante qu'elle permet de mettre en parallèle la sérothérapie préventive et les anciennes méthodes.

Dans la première épidémie, en effet, M. Moizard avait cru suffisant de surveiller attentivement la gorge de ses petits malades en traitement dans la salle ; dans la seconde, des injections préventives furent pratiquées à tous les enfants.

Le 12 décembre 1900, un enfant de la salle Guersant atteint de myopathie pseudo-hypertrophique, et ne quittant pas le lit, prend la diphtérie et est immédiatement isolé au pavillon des diphtériques. Dès ce moment on introduit matin et soir dans les narines de tous les autres enfants de l'huile mentholée au 1/100, et on leur fait tous les jours un grand lavage de la gorge avec de l'eau bouillie.

Matin et soir, les gorges de tous les malades sont examinées, et M. Moizard recommande de faire passer immédiatement au pavillon des douteux tout enfant qui aurait la gorge rouge, de l'engorgement ganglionnaire sous-maxillaire ou un peu d'enchifrènement, la diphtérie commençant très souvent par du coryza postérieur.

Le lit, la literie, et les objets usuels du premier malade atteint furent rigoureusement désinfectés.

C'est seulement 5 jours après, le 17 décembre, qu'un

(1) MOIZARD. — *Bulletin de la Soc. de pédiatrie*, 11 juin 1901.

nouveau cas se produisit, puis un troisième le 18 décembre, un quatrième, le 19.

Aucun des enfants occupant les lits voisins du premier malade atteint ne fut contagionné.

En présence de ces cas successifs, la salle Guersant fut évacuée le 19 décembre, et les malades transportés salle Bazin, où, du reste, aucun cas nouveau ne se produisit. Des quatre malades aucun ne succomba à la diphtérie. Un d'eux atteint le 18 décembre, mourut il est vrai le 10 janvier 1901, mais c'était un enfant convalescent d'une fièvre typhoïde compliquée de cholécystite. Il succomba à des accidents de péritonite généralisée dus à la rupture d'une ulcération de la vésicule biliaire. L'angine était guérie au moment où se produisit l'accident, qui n'avait aucun rapport avec elle.

Les malades rentrèrent le 8 janvier 1901 à la salle Guersant qui avait été désinfectée. Aucun cas ne se reproduisit jusqu'au 11 mai.

A cette époque, un enfant convalescent sur le point de quitter l'hôpital fut pris brusquement de fièvre, et le lendemain on constata chez lui l'existence d'une angine diphtérique, que l'examen bactériologique vint confirmer. Cette angine fut du reste bénigne. Le surlendemain, un second cas se produisait. Dès l'apparition du premier cas, M. le docteur Moizard fit immédiatement pratiquer des injections de sérum antidiphtérique, à tous les enfants au nombre de 31, alors en traitement dans la salle Guersant.

Au-dessous de 5 ans, on injecta 5 cent. cubes ; à partir de 5 ans, 10 cent. cubes. Un enfant de 7 mois reçut seulement 3 cent. cubes.

Il y avait lieu d'être d'autant plus inquiet, que le premier enfant atteint n'avait déclaré son mal que le samedi soir, et qu'en l'interrogeant, on apprenait qu'il avait eu mal à la gorge depuis le samedi matin. Or c'était un convalescent qui circulait dans la salle de lit en lit, et allait jouer avec les autres enfants.

Pourtant, aucun autre enfant ne fut contaminé par la suite. Les gorges furent examinées attentivement matin et soir pendant quinze jours ; et pendant ce temps aucun malade nouveau ne fut reçu.

Sur 31 enfants ainsi inoculés, on n'observa que 4 cas d'érythème sérothérapique. On peut donc dire que les inconvénients des injections de sérum ont été nuls.

Les plus minutieuses précautions de désinfection des lits et de la literie des deux diphtériques furent prises ; le parquet et les murs de la salle furent lavés avec des linges imbibés d'une solution d'oxy-cyanure de mercure au millième. Mais la salle ne dut pas être évacuée, et depuis le 13 mai. aucun nouveau cas de diphtérie ne s'est manifesté

« L'expérience successive des deux méthodes employées, dit M. Moizard, est, ce me semble, tout à fait concluante. Il est difficile d'avoir une démonstration plus parfaite de l'utilité des injections préventives pour préserver une agglomération d'enfants de la diphtérie. »

Tels sont les principaux résultats que les injections préventives de sérum antidiphtérique comptent jusqu'à présent, à leur actif. Nous nous proposons d'étudier maintenant les données pratiques qui découlent de ces multiples observations, et l'application de la méthode aux différents cas que nous pouvons rencontrer dans la pratique médicale.

CHAPITRE II

Aperçu général sur la méthode des injections préventives de sérum antidiphtérique.

§ I. — Modes de contagion de la diphtérie et insuffisance des anciennes méthodes de prophylaxie

L'isolement et la désinfection, seuls procédés auparavant appliqués à la prophylaxie antidiphtérique, arrivaient bien difficilement à juguler une épidémie et à parer ses coups meurtriers. L'installation de pavillons spéciaux pour la diphtérie, d'étuves à stérilisation, les pratiques d'antisepsie buccale, de désinfection générale, avaient sans doute réalisé une diminution de la mortalité par diphtérie, mais au prix de quels soucis, de quels frais matériels, et sans la certitude d'avoir éteint le mal.

C'est qu'en effet, nombreux sont les modes de contagion de la diphtérie.

Indépendamment des causes ordinaires, il faut savoir la part qu'ont les convalescents et les sujets sains ayant approché les malades, dans la propagation de la maladie.

Max Kober (1) a rassemblé les documents publiés au sujet de la proportion des individus présentant des bacilles de Loëffler, parmi ceux qui ont entouré les malades, et a obtenu une moyenne de 18,8 %. Personnellement il est arrivé à une proportion de 8 % sur 128 sujets.

Prip a trouvé que sur 300 sujets hospitalisés, 17 conservaient des bacilles virulents plus d'un mois après la guérison, d'autres plus longtemps encore.

« On comprend, dit M. Netter, combien en conséquence la prophylaxie de la diphtérie est délicate. Il ne suffit pas d'isoler le malade, de désinfecter les objets qui l'ont approché, il faut se garder du convalescent qui après l'isolement conserve des bacilles virulents, et des sujets demeurés sains qui ont approché les malades. »

La proportion des cas dans lesquels la diphtérie se transmet à l'entourage dépend des précautions prises, de l'encombrement, de la réceptivité individuelle. Elle est donc difficile à fixer.

Sur 80 cas de diphtérie, M. Netter en trouve 6 contractés par l'intermédiaire de convalescents.

Dennig voit en 1890-91 au cours d'une épidémie à Lustnau, 12 familles sur 29 présenter des cas multiples, tandis qu'à Tubingen en 1893-94, la proportion n'a été que de 11 %.

Schobert et Hilbert, à la polyclinique de Kiel, trouvent 48 diphtéries sur 237, dues à la contagion dans les

(1) NETTER. — *Société de Pédiatrie*, 11 mai 1901.

familles. A New-York, en 1899, sur 8,210 cas déclarés, il y eut 682 cas secondaires dans 522 familles.

« Ainsi donc, on peut estimer, dit M. Netter, à plus de 10 %, la proportion des cas secondaires apparus dans les familles. »

Si d'autre part on analyse les observations dans lesquelles l'immunisation a été faite à doses suffisantes, on obtient une proportion inférieure à 0,5 %.

La comparaison de ces deux chiffres démontre suffisamment, a priori, l'opportunité de la sérothérapie préventive.

§ II. — Accidents imputés au sérum.

Depuis longtemps les observateurs ont mentionné à la suite des injections de sérum, soit curatives, soit préventives, des accidents de nature différente, qui ont pu faire redouter l'emploi du sérum en dehors des cas de diphtérie confirmée. — On s'est même demandé si les injections de sérum ne seraient pas plus dangereuses chez les enfants non atteints de diphtérie.

Etudions donc les accidents dont les injections de sérum ont parfois été le point de départ, et voyons ensuite à quoi ils doivent exactement se réduire, dans les conditions actuelles de la sérothérapie préventive.

On ne peut d'abord considérer comme les méfaits du sérum, la *légère douleur* produite par la piqûre, ni même les complications résultant de fautes commises dans l'application de la méthode, par suite d'une antisepsie imparfaite, telles que abcès au niveau de la piqûre, etc.

Mais on peut observer à la suite de l'injection une élévation passagère de la *température* et des modifications correspondantes du *pouls*, non constantes d'ailleurs, débutant au bout de quelques heures pour disparaître bientôt. Ces phénomènes sont assez peu importants pour qu'il n'y ait pas lieu, en général, de s'en préoccuper ; bien qu'on ait pu, dans certains cas rares, constater aussi de l'abattement, de la prostration, de l'hyperthermie atteignant 39°-40°, chez des enfants injectés, et atteints d'angines légères non diphtériques.

Signalons encore, pour être complet, les fortes élévations de température qu'on a pu voir accompagner des accidents tardifs, 10 ou 15 jours après l'injection.

Mais en somme, le sérum de Roux est loin de provoquer de l'hyperthermie aussi fréquemment qu'on l'a prétendu. Chez 65 enfants dont Petit (1) fit prendre la température rectale presque toutes les heures après l'injection pendant un ou plusieurs jours, il nota 7 fois seulement une ascension d'environ 2 degrés. Dans d'autres cas la température s'était élevée de quelques dixièmes de degré.

Du reste, les expériences instituées par M. Sevestre, plus récemment par M. Hutinel, ont permis d'attribuer l'élévation de température non à l'antitoxine, mais au sérum. Elle s'observe en effet à la suite d'injections de sérum non immunisé ; on l'a même constatée après

(1) PETIT. — *Thèse*, Paris, 1898.

les injections d'eau salée. Peut-être aussi certaines qualités du sérum ne paraissent-elles pas étrangères à sa production.

Un accident des plus bénins, qui peut succéder parfois aux injections préventives, consiste dans des *éruptions urticariennes* ou *érythémateuses*. Elles ne sont pas spéciales au sérum antidiphtérique, puisqu'on les observe aussi avec le sérum antistreptococcique, ou avec du sérum de cheval non immunisé. Elles semblent aussi se produire de préférence avec le sérum de certains chevaux plutôt qu'avec celui d'autres chevaux. Même, on aurait noté dans certaines statistiques leur abondance plus grande à la suite des injections immunisantes qu'après les injections curatives.

Morrill, ayant eu à combattre une épidémie hospitalière de diphtérie, fit des injections à tout le monde, et ne constata d'éruptions que chez les individus sains traités préventivement, et qui avaient reçu des doses de sérum moins fortes que les malades.

Ces éruptions sont fugaces, sujettes parfois à reparaître dans les premiers jours après l'injection, et n'ont guère d'autre inconvénient que la démangeaison qu'elles procurent ; aussi ne nous arrêteront-elles pas davantage, d'autant plus qu'elles constituent actuellement l'exception :

Sur 31 enfants inoculés préventivement par M. le docteur Moizard, aux Enfants-Malades (1), il n'y eut que 4 cas d'érythème sérothérapique. Dans l'épidémie de la

(1) MOIZARD. — *Bulletin de la Société de pédiatrie*, juin 1901.

Salpêtrière, M. Mathé (1) ne relate que 58 éruptions sérothérapiques sans gravité sur une population de 165 enfants dont 149 inoculées préventivement.

On a signalé à la suite d'injections préventives, comme après des injections curatives, des *douleurs musculaires* et des *arthralgies*, accompagnées d'un mouvement fébrile et de quelques phénomènes généraux ; mais leur peu de gravité, leur rareté, nous dispensent d'y insister.

Signalons encore parmi les accidents assez rares, qu'on a pu imputer au sérum antidiphtérique en général, des *œdèmes* de la face, des angines légères, de la tuméfaction de la muqueuse nasale, des *engorgements lymphatiques* passagers au cou, aux aines.

M. d'Astros (2) a même signalé de curieux effets d'excitation de la fonction menstruelle et de provocation des règles, par l'injection de sérum.

Plus importante est la question du rapport de l'injection de sérum avec l'*albuminurie*. Il y a lieu de considérer à part l'albuminurie post-sérique, causée par l'introduction du sérum dans l'organisme, et l'influence que ce même sérum exerce sur une albuminurie diphtérique préexistante, question qui nous concerne moins.

Il y a divergence entre les auteurs sur ce sujet. De la seconde question, nous dirons peu de chose : à savoir que les statistiques semblent démontrer que depuis la sérothérapie, l'albuminurie est moins fréquente dans

(1) Mathé. — *Thèse, Paris, 1901.*

(2) D'Astros. — *Bull. de la Soc. méd. des hôp, de Paris,* 19 avril 1895.

les cas où les injections ont été faites dès les premiers jours de la maladie.

Les analyses faites par Rolland à l'hôpital des Enfants-Malades ont montré que sur 90 malades diphtériques, l'albuminurie avait été constatée 58 fois ; sur ce chiffre 20 fois seulement elle a paru après l'injection de sérum, mais elle était généralement faible et disparaissait vite. Dans quelques autres cas l'albuminurie préexistante avait disparu dès le lendemain de l'injection.

Quoi qu'il en soit, si, dans un certain nombre de cas, on peut observer de l'albuminurie post-sérothérapique, celle-ci est en général peu importante, bien que certains auteurs aient accusé le sérum d'avoir aggravé une albuminurie préexistante. Mais le sérum injecté à des lapins ou à des cobayes ne paraît pas produire d'altérations rénales. Adams (1) ayant recherché l'effet des injections de sérum sur le rein par l'examen des urines avant et après, n'a pas remarqué d'effet fâcheux sur cet organe.

Du reste, cette albuminurie post-sérothérapique n'est, en général, autre chose qu'un phénomène d'élimination des produits de dédoublement du sérum, et des albumines étrangères à l'organisme.

A côté de ces accidents, en général passagers, nous devons signaler certains *accidents graves* voire même mortels, observés dans des circonstances très exceptionnelles, même à la suite d'injections préventives, et qui ont pu constituer un argument pour les adversaires de la méthode préventive.

(1) ADAMS. — *Arch. of Pediatrics*, 6 juin 1899.

MM. Variot et Rauchfuss ont insisté sur l'action déprimante du sérum. M. Variot (1) a noté à l'hôpital Trousseau l'arythmie cardiaque plus ou moins persistante avec irrégularité du pouls, chez des malades non diphtériques injectés. On a reproché au sérum quelques cas de mort rapide par paralysie bulbaire, et M. Moizard (2) observa en 1895 une mort post-sérothérapique avec convulsions, chez un enfant non diphtérique.

Soltmann cite un cas de collapsus, MM. Guinon et Rouffilange (3) un cas d'anurie mortelle, M. Variot a vu deux cas d'hyperthermie soudaine et mortelle, sur 3000 enfants injectés ; M. Hutinel vit survenir la mort au milieu de symptômes rappelant l'infection streptococcique. Ailleurs, la mort a suivi une forte éruption de pétéchies avec albuminurie.

Un des cas de mort, consécutif à une injection préventive, concerne le fils de Langerhans. Mais l'autopsie montra que les bronches étaient remplies de matières alimentaires provenant de l'estomac. D'autres cas ne furent pas suivis d'autopsie.

Comme on le voit, les faits sont assez disparates ; certains ne sont connus que par des relations incomplètes, et ne se prêtent pas à une discussion sérieuse.

Du reste, il faut bien le reconnaître, dans le très grand nombre des injections faites journellement, les accidents graves forment une *minorité infime*.

Si le sérum avait par lui-même une action si néfaste,

(1) VARIOT. — *Iourn. de clin. et de thérap. infantiles*, mars 1895.
(2) MOIZARD. — *Bull. de la Soc. méd. des hôp.*, 5 juillet 1895.
(3) GUINON et ROUFFILANGE. — *Rev. des mal. de l'enf.*, mars 1896.

indépendamment de toute cause secondaire comme l'état de réceptivité des différents sujets, le shock nerveux, on comprendrait mal pourquoi cette action s'exerce si rarement. N'a-t-on pas vu des cas de mort subite chez des enfants, à la suite d'une intervention bénigne telle qu'une ouverture d'abcès sans chloroformisation ? Quel médecin se refuserait à vacciner sous prétexte que la vaccination peut être suivie d'accidents ?

M. Sevestre, sur 2100 malades soumis aux injections, n'observa jamais d'accident grave. M. Netter, Boldassari émettent la même opinion. Morrill, sur 3000 injections, eut deux cas malheureux, et il s'agissait d'enfants ayant une affection antérieure.

Nous allons voir du reste que, réduits actuellement à peu de chose grâce aux perfectionnements successifs de la sérothérapie, les accidents que nous venons de relater doivent peser d'un faible poids dans l'esprit des adversaires de l'injection préventive, en face de cette menace constante et de cette anxiété qui doit les étreindre, s'ils voient tout à coup évoluer une diphtérie grave qu'ils auraient pu éviter. Il faut bannir cette appréhension qui a eu pour point de départ l'interprétation malheureuse donnée à certaines observations de morts post-sérothérapiques, en vertu du principe *« post hoc, ergo propter hoc ».*

§ III. — Innocuité actuelle des injections préventives.

Après cet exposé d'accidents observés par des praticiens dont l'expérience en la matière était forcément encore limitée, et sur l'origine et la gravité desquels on n'était nullement d'accord, il est logique d'affirmer qu'aujourd'hui, dans l'état actuel de la technique sérothérapique, le sérum antidiphtérique est inoffensif, qu'il peut être appliqué même dans les cas où nous ne serions pas complètement assurés de son opportunité, et sans plus de crainte que tant d'autres médicaments susceptibles aussi de déterminer des éruptions, des symptômes d'intoxication.

D'ailleurs, ce qui était vrai ou discutable il y a six ans ne l'est plus aujourd'hui. Avec un sérum moins bien préparé, les accidents, les exanthèmes, les arthralgies étaient bien plus fréquents qu'aujourd'hui.

Dans une certaine mesure, les craintes étaient donc justifiées, et tout en approuvant l'emploi du sérum en cas de diphtérie confirmée, où les avantages à retirer étaient bien supérieurs aux accidents possibles, on pouvait avec quelque apparence de raison en refuser l'application préventive.

Aujourd'hui, sur des milliers et des milliers d'inoculations pratiquées préventivement, quelques cas fâcheux seulement ont été publiés. On ne voit pour ainsi dire plus que quelques érythèmes précoces ou tardifs, de courte durée, rarement des arthropathies.

En 1896, M. le docteur Aussel (1), de Lille, faisait rarement une injection sans avoir un petit accident : « Actuellement que des modifications ont été apportées à la préparation du sérum, dit-il, je reste des mois sans

(1) AUSSET. — *Bull. de la Société de Pédiatrie*, Juin 1901.

observer même une éruption, et il y a plus de deux ans
que je n'ai pas observé de ces grands accès d'arthr.lgie
qu'on observait au début. Mon expérience porte actuellement sur près de 500 cas tant à l'hôpital qu'en clientèle ; c'est là un chiffre d'après lequel, n'est-il pas vrai,
on peut porter une appréciation justifiée. »

Quels sont donc les perfectionnements apportés à la
préparation du sérum ?

Depuis longtemps, pour assurer la parfaite asepsie
du sérum, les chevaux sont soumis, avant la saignée, à
un jeûne de 24 heures qui permet une digestion complète des aliments, car on sait que la saignée pratiquée
pendant la digestion intestinale fournit un sérum qui
contient des microbes.

Puis le sérum est recueilli avec des précautions rigoureuses d'asepsie. Il ne peut donc contenir aucun germe.

Quant à la parfaite innocuité du sérum aujourd'hui
employé, peut-être peut-on l'attribuer à ce fait que
depuis 4 ans le sérum de l'institut Pasteur est chauffé
à 56°, quatre fois de suite à deux jours d'intervalle. —
Rappelons enfin le renouvellement périodique auquel
est soumis le sérum dans les officines, et qui assure sa
bonne qualité et sa fraîcheur.

D'ailleurs si on s'en rapporte à l'observation person-
nelle de M. le Dr Chantemesse (1), elle le porte « à
considérer le sérum antidiphtérique ayant vieilli dans des
flacons et contenant de petits flocons de fibrine précipi-

(1) CHANTEMESSE. — *Bull. de la Soc. méd. des hôp.*, 23 mai 1901,

lée, comme parfaitement efficace, et provoquant des érythèmes plus rarement que le sérum frais. »

En définitive, l'éventualité possible de quelques accidents légers et rares, ne nous arrêtera pas quand nous croirons devoir recourir au pouvoir immunisant du sérum; il est préférable, en effet, d'injecter une petite dose de sérum à un individu qui n'en a pas besoin, que de risquer d'injecter trop tard un diphtérique, ce qui pourrait lui coûter la vie.

§ IV. — Doses à injecter.

La quantité de sérum à injecter à titre préventif a été diversement appréciée, et les relations d'épidémies où la méthode a été appliquée, nous donnent à ce sujet des chiffres disparates.

M. le Dᴿ Chantemesse, dès 1895, faisait injecter préventivement 2 à 5 centimètres cubes aux enfants de la crèche des diphtériques. M. le docteur d'Astros injecta jusqu'à 20 centimètres cubes aux enfants d'une salle exposée à la contagion. En 1898, Coues à Boston donna 4 centimètres cubes aux enfants de 6 mois à un an, 5 centimètres cubes à ceux de 5 ans, 1/2 centimètre cube à un nouveau-né.

Adams donna 100 unités antitoxiques au-dessous de 2 ans, 250 unités antitoxiques de 2 à 6 ans, et de 300 à 500 unités antitoxiques au delà de 6 ans.

Heubner recommande la dose moyenne de 250 unités antitoxiques, les médecins italiens et américains. 300 à 500. Demisch en Suisse, injecte 500 unités.

En France, le sérum, préparé suivant la méthode de l'Institut Pasteur de Paris, conservé dans des flacons de 10 ou 20 cent. cubes, ne comporte aucune variété de composition, contrairement aux sérums étrangers, plus ou moins forts, plus ou moins riches en unités antitoxiques sous le même volume.

Chaque centimètre cube correspond, d'après MM. Roux et Martin, à 100 unités antitoxiques évaluées selon la notation d'Ehrlich, mais l'étiquette du flacon ne nous en donne aucune indication formelle. M. le docteur Variot a réclamé contre cette omission qui nous empêche de préciser la posologie du médicament.

Cette remarque faite, voici, en centimètres cubes, les doses préventives de sérum employées en France, doses qui varient suivant l'âge :

A la Salpêtrière, M. le docteur Guinon fit injecter 10 cent. cubes au-dessus de 10 ans, 6 cent. cubes au dessous. Aux Enfants-Malades, M. le docteur Moizard donna 5 cent. cubes au-dessous de 5 ans, 10 cent. cubes à 5 ans et au-dessus, 3 cent. cubes à un enfant de 7 mois.

Les doses suivantes peuvent être adoptées :

Au-dessous de 5 ans : 5 cent. cubes.

De 5 à 12 ans : 10 cent. cubes.

Si l'épidémie prend des allures foudroyantes, on agira avec prudence, d'après Mathé, en doublant les doses.

Chez les adultes, on donnera 20 cent. cubes.

§ V. — Durée de l'immunisation

Le sérum antidiphtérique, injecté à titre préventif, n'a pas une efficacité indéfinie. Lorsqu'il a été introduit sous la peau, il demande un certain temps avant d'exercer son action immunisante, semblable en cela aux autres sérums, au vaccin jennérien. Mais ce laps de temps ne dépasse pas 24 heures. D'autre part, l'immunité conférée par l'injection préventive, et qui ne dépasse pas en moyenne trois ou quatre semaines, n'a rien de comparable à l'immunité antivariolique qui se prolonge huit ou dix ans.

Morrill, en 1895, vit à Boston des cas de diphtérie se produire une vingtaine de jours après l'injection préventive. Heubner de Berlin en constata au delà de 4 semaines après une inoculation générale à l'hôpital ; et Coues en 1898, à Boston, en vit au bout de 3 semaines seulement.

Peck, sur 124 inoculés, vit éclater 5 diphtéries au bout de 4 semaines ; Slawyk eut 1 cas après 27 jours.

L'analyse des faits nous conduit à admettre que l'immunité conférée par les injections préventives de sérum est sujette à variations multiples. Il y a d'abord à tenir compte des prédispositions individuelles, car certains sujets restent vaccinés plus ou moins longtemps avec les mêmes doses. L'observation montre cependant que la durée de l'immunité est d'autant plus grande, que la dose employée a été plus forte.

Cette action peu prolongée des injections préventives ne doit pas du reste nous étonner, puisque les sujets qui ont eu la diphtérie sont eux aussi exposés à la récidive, « et cela, dit M. Netter (1), en dépit de l'immunité que leur confèrent tout à la fois le fait d'avoir subi les atteintes de la maladie (immunité active) et celui d'avoir reçu des injections de sérum antidiphtérique, à doses sensiblement plus fortes que celles qui sont employées à titre préventif, (immunité passive). »

En résumé, si l'on s'en rapporte aux expérimentateurs cités, les injections préventives ne confèrent l'immunité que pendant une période de 21 à 28 jours.

§ VI. — Evolution possible de la diphtérie malgré le sérum.

Dans ce laps de temps réservé à l'action immunisante du sérum, c'est-à-dire entre la 21ᵉ heure et le 28ᵉ jour après l'injection, il peut arriver qu'on assiste à l'évolution d'une diphtérie en dépit de l'inoculation.

Mais outre que le fait est infiniment *rare* par suite de la résistance spéciale de l'organisme à l'infection, une diphtérie née sur un pareil terrain est *habituellement très bénigne.*

Quelle différence au contraire chez l'enfant non injecté, alors même qu'il serait très surveillé !

D'un instant à l'autre, on peut assister à l'éclosion d'une diphtérie grave, pouvant tuer le malade ou le débiliter d'une façon inquiétante.

(1) Netter. — *Bull. de la Société de pédiatrie.* Juin 1901.

Cette bénignité des diphtéries évoluant chez les immunisés, ressort des statistiques publiées par M. Netter (1):

Sur 34.350 cas d'inoculations préventives, réunis par lui, 206 sujets ont été atteints malgré les inoculations, soit moins de 6 pour 1000, chiffre qui comprend sans doute encore des diphtéries survenues moins de 24 heures et plus de 28 jours après l'injection, et qui devrait vraisemblablement être abaissé. Sur ces 206 cas, il n'y a presque pas eu de décès.

L'office de santé de New-York (2), sur un chiffre de 5.108 personnes inoculées préventivement de 1895 à octobre 1898, ne relate que 22 cas de diphtérie, apparus du 2e au 30e jour après l'injection, et sur ce nombre, un seul cas mortel, concernant une diphtérie compliquée de scarlatine.

En 1899, les inoculations au nombre de 1091, n'ont donné que 6 cas entre 24 heures et 30 jours.

Il est du reste probable, pour M. Netter, que certains cas donnés comme diphtéries bénignes chez des sujets immunisés, ne sont pas des diphtéries vraies, mais des angines banales chez des sujets dont la bouche renfermait auparavant le bacille de Loëffler.

Ainsi donc, par leur rareté, par leur bénignité, ces diphtéries consécutives aux injections immunisantes sont incapables de constituer un argument contre la méthode.

(1) NETTER. — *Bull. de la Soc. de pédiatrie,* juin 1901.
(2) BIGGS. — *Medical News,* 1899.

§ VII. — Doit-on renouveler l'injection préventive ?

Il est prouvé que le bacille diphtérique peut conserver sa virulence dans la gorge des convalescents, plusieurs mois après la guérison, qu'il peut aussi persister dans la gorge des sujets sains beaucoup plus longtemps que ne dure, chez eux, l'immunité acquise par l'injection préventive.

Prip (1) a trouvé des bacilles virulents chez d'anciens diphtériques, jusqu'à 4, 5, 8 mois et plus après leur guérison.

En présence des dangers d'infection qui peuvent persister, alors que le sérum cesse d'exercer son action immunisante, on a donc songé à renouveler l'injection aussi souvent qu'il serait nécessaire pour éviter l'éclosion tardive de la diphtérie.

Il faut dire qu'en général, si la contagion de la diphtérie peut se faire après quatre semaines, c'est plutôt l'exception, et que l'on aura rendu grand service à l'enfant, en le mettant à l'abri pendant la période où la contagiosité est plus grande.

Mais il est parfois descas où cette pratique est justifiée : il sera prudent, par exemple, d'y avoir recours en général, chez des enfants exposés à une menace permanente de contagion, comme durant une épidémie à allures graves et tenaces.

On pourra y avoir recours : dans les agglomérations

(1) Prip. — *Zeitschrift für hygiene.* xxxvi, 1901.

d'enfants où l'on craint le retour de nouveaux cas, dans les familles où l'hygiène et la désinfection sont défectueuses, et où un convalescent de diphtérie menace de contagionner tardivement frères et sœurs; enfin dans certains services d'hôpitaux, comme nous le verrons plus loin.

Dans tous ces cas, pour être sûr de l'immunisation permanente, il convient de répéter les inoculations *toutes les trois semaines*, comme l'a fait Heubner.

§ VIII. — Précautions concomitantes.

La méthode des injections préventives n'a pas supplanté les anciennes méthodes de prophylaxie contre la diphtérie, car elle trouve en ces dernières un auxiliaire puissant. Seulement, elle a permis de donner à ces mesures une moins grande rigueur, de les organiser moins précipitamment, de se consacrer avec une plus parfaite sécurité au traitement des malades et à la suppression des causes de contagion.

Nous étudierons les mesures secondaires de prophylaxie propres à chaque cas particulier, au chapitre des applications de l'injection préventive.

CHAPITRE III

De la sérothérapie préventive dans quelques cas particuliers.

Après l'étude des injections prophylactiques de sérum en général, il convient d'envisager quelques cas particuliers où l'organisme réagit d'une façon spéciale au sérum, et où il y a lieu en conséquence de modifier la méthode.

Nous voulons parler de la sérothérapie préventive dans ses rapports avec la *tuberculose*, la *rougeole*, la *scarlatine*. Comme corollaire, nous dirons un mot des injections préventives *chez l'adulte*.

§. I. — Sérothérapie préventive et tuberculose.

Il y a longtemps qu'on connait la gravité toute spéciale de la diphtérie, quand elle s'abat sur des enfants atteints de lésions tuberculeuses, véritables *loci minoris resistentiæ*. Rilliet et Barthez montrèrent la fréquence de cette association, et M. Variot constata au pavillon

Bretonneau en 1895, la moindre efficacité en pareil cas, des injections curatives de sérum.

On aurait pu songer à prévenir par les injections immunisantes, l'éclosion de la diphtérie chez les tuberculeux, si l'on n'avait remarqué l'intensité et la gravité toutes spéciales des réactions qui surviennent chez eux, à la suite des injections de sérum :

Chez les tuberculeux, le sérum imprime assez souvent un coup de fouet aux lésions pulmonaires, et détermine une poussée congestive analogue à celle que produit l'injection de tuberculine. D'ailleurs, un ensemble de faits exposés par M. le professeur Hutinel, démontre que de simples injections d'eau salée peuvent elles-mêmes provoquer chez les bacillaires des réactions fébriles intenses, accompagnées parfois de poussées fluxionnaires pérituberculeuses.

Johannessen ayant fait dans sa clinique des injections préventives à 11 personnes, et ayant pris la température le 1er jour toutes les deux heures, constata que sur six personnes présentant une élévation thermique, 3 étaient tuberculeuses.

Bézard, de Tours, a noté chez des enfants tuberculeux injectés avec du sérum de Roux des poussées congestives, de la broncho-pneumonie. Il a même vu les injections aider à reconnaître la tuberculose, dans plusieurs cas où ni les antécédents ni l'auscultation ne révélaient auparavant rien de suspect.

Benda cite des cas où les injections de sérum auraient réveillé une tuberculose ancienne en voie de guérison, et déterminé des accidents aigus suivis de mort.

M. Sevestre a cru remarquer aussi l'influence défavorable du sérum chez plusieurs enfants atteints de bronchite ou de broncho-pneumonie.

Ce n'est pas que le sérum de Roux entraine fatalement une poussée congestive chez tout sujet porteur de bacilles de Koch ; Petit (1) a observé 4 malades chez lesquels le sérum s'était montré inoffensif.

Mais il faut faire remarquer que chez bon nombre d'enfants dont les lésions tuberculeuses sommeillaient avec tendance à la guérison spontanée, il a suffi d'une quantité minime de sérum pour les réveiller.

Aussi, la conduite à tenir vis-à-vis d'enfants tuberculeux menacés de contagion diphtérique, doit être toute de prudence et de circonspection. S'il n'y a pas menace grave de diphtérie, si l'épidémie n'est pas particulièrement maligne, il est préférable de *s'abstenir* des injections préventives. On se contentera de faire de l'isolement, des lavages de la gorge, en un mot de l'hygiène préventive.

§ II. — Sérothérapie préventive et rougeole.

Un fait clinique depuis longtemps contrôlé est la facilité relative avec laquelle les enfants atteints de rougeole contractent la diphtérie. Le bacille de Loëffler se rencontre fréquemment à la surface des voies respiratoires dans la rougeole. M. le D⟨r⟩ Méry l'a rencontré assez souvent dans les bronchopneumonies morbilleuses.

(1) Petit. — *Thèse*. Paris 1896.

Quoi d'étonnant dès lors à ce qu'il provoque l'effraction de la muqueuse aux points où elle est altérée, touchée par l'énanthème morbilleux, c'est-à-dire au niveau du nez, du larynx, des bronches.

D'autre part la diphtérie survenant chez un morbilleux offre une tendance particulière à devenir maligne : la fièvre, les symptômes généraux s'aggravent rapidement, et il n'est pas rare qu'une intervention : tubage, trachéotomie, s'impose. La mort peut survenir rapidement.

En présence de ces faits on a depuis longtemps proposé, à juste titre, de faire inoculer préventivement du sérum antidiphtérique aux rougeoleux exposés à la contagion diphtérique. Mais de même que le sérum a moins de prise sur une diphtérie consécutive à la rougeole, ainsi l'injection prophylactique s'est toujours montrée moins efficace, pour préserver un rougeoleux de la diphtérie.

M. Netter (1) ayant injecté préventivement en 1899, du sérum à 855 enfants entrés au pavillon de la rougeole, releva 14 cas de diphtérie, dont la plupart mortels, dans l'intervalle de 2 à 21 jours après l'inoculation.

Slawyk, à Berlin, injecte deux fois plus de sérum aux morbilleux qu'aux autres, et répète l'inoculation tous les quinze jours.

Ainsi la rougeole crée dans l'organisme un *terrain réfractaire à l'action immunisante du sérum.* Celle-ci se montre moins efficace d'abord, moins durable ensuite.

(1) NETTER. — *Bull. de la Soc. de Pédiatrie*, mai 1901,

Donc, pour obtenir le bénéfice d'une immunisation certaine chez un enfant atteint de rougeole, il faut *augmenter* et même doubler *la dose de sérum* à injecter.

Si l'on veut prolonger l'immunité, *l'injection doit être renouvelée au bout de 15 jours.*

§ III. — Sérothérapie préventive et scarlatine.

Les enfants, atteints de scarlatine, se trouvent vis-à vis de la diphtérie, dans le même état de réceptivité que les rougeoleux : chez eux aussi, l'état général, et plus encore les manifestations pharyngiennes (angine scarlatineuse), favorisent l'implantation du bacille de Loëffler. Aussi l'injection préventive leur est-elle particulièrement indiquée au moindre danger de contagion.

APPENDICE. — La Sérothérapie préventive chez les adultes.

Les inoculations préventives doivent-elles être réservées aux enfants, ou doit-on les pratiquer aussi aux adultes ?

Il semble que la question puisse recevoir, suivant les cas, deux solutions :

En pratique, on n'inocule préventivement, en général, que les enfants.

Il est vrai que chez les adultes, la surveillance, la découverte des premiers symptômes suspects est chose plus aisée. La diphtérie offre souvent chez eux une marche moins rapide ; et peut-être présentent-ils, d'autre part, une susceptibilité plus grande pour l'intoxication sérique, que les jeunes enfants.

L'élévation passagère de la température, les érythèmes et arthralgies fugaces qui peuvent survenir, n'ont pas grand inconvénient chez un enfant, mais empêcheraient peut-être l'adulte de vaquer à ses occupations.

Enfin, en pratique, il faut dire que le plus souvent les grandes personnes refuseront l'injection.

Toutefois cette abstention trop systématique est peut-être un tort : les adultes sont comme les enfants exposés à la contagion, et leur diphtérie peut être aussi grave qu'une diphtérie infantile. M. Moizard cite une épidémie de famille qu'il observa il y a quelques années, et où la première atteinte fut l'aïeule âgée de 70 ans, qui succomba du reste rapidement.

Pendant l'épidémie des Huttes (Gravelines) en 1901, dans une famille où les enfants inoculés préventivement restaient indemnes, la mère non immunisée contracta une diphtérie trachéo-bronchique.

Aussi, sans poser en principe l'abstention ou la pratique des injections préventives chez les adultes, pensons-nous qu'elles sont indiquées dans les cas de contagion imminente, et que l'étude des *conditions propres à chaque cas particulier*, permettra toujours de trancher la question d'opportunité ou de non-opportunité de ces injections.

CHAPITRE IV

Indications générales des injections préventives.

Les injections préventives de sérum, que nous venons d'étudier dans leur ensemble, constituent donc un mode de prophylaxie supérieur à toute autre méthode, et appelé à rendre service dans toute épidémie de diphtérie. Mais si nous envisageons les cas particuliers dans lesquels elles sont applicables, en pratique, nous constatons qu'elles offrent des indications spéciales dans trois ordres de circonstances :

1º *Dans les salles d'hôpitaux ;*
2º *Dans les agglomérations d'enfants sains ;*
3º *Dans les familles.*

§ I. — Injections préventives dans les salles d'hôpitaux.

La sérothérapie préventive est particulièrement indiquée dans les services hospitaliers :

1º Parce qu'à tout instant, un sujet atteint de manifestations diphtériques louches et méconnues peut entrer dans les salles, et devenir rapidement une cause puissante de contamination, à cause de la promiscuité plus ou moins grande qui règne entre les malades ;

2° Parce que bon nombre de sujets hospitalisés se trouvent, du fait de leurs affections antérieures, en état de *réceptivité* plus grande vis-à-vis de la diphtérie ;

3° Parce qu'on peut voir éclater subitement un *cas intérieur* de diphtérie, chez un sujet entré pour une tout autre affection. « A ce point de vue, dit M. Netter, on ne saurait compter sur l'examen même aussi scrupuleux que possible des entrants. Le bacille diphtérique peut en effet être trouvé dans la gorge de sujets ne présentant pas trace d'angine même banale. L'examen bactériologique du mucus pharyngé de tous les entrants ne suffirait pas, puisque, chez le même sujet, un examen positif peut être précédé d'examens négatifs pendant plusieurs jours et même plusieurs semaines. »

Si l'on compare donc les résultats obtenus en ces circonstances par les anciennes méthodes, avec les succès dus à la sérothérapie préventive, on se ralliera à celle-ci pour prévenir le retour de ces épidémies hospitalières de diphtérie qui furent parfois si meurtrières.

Faut-il rappeler la différence des résultats obtenus l'an dernier par M. le Dr Moizard, aux Enfants-Malades, avec les deux méthodes successivement appliquées ?

Des deux côtés, les précautions d'hygiène, de désinfection, de surveillance des gorges avaient été les mêmes. Dans la première, 4 cas se succédèrent en 7 jours ; il fallut évacuer et désinfecter la salle : grand dérangement et grande dépense. La seconde épidémie fut combattue par les injections préventives qui l'arrêtèrent d'emblée. Le service ne cessa pas de fonctionner, et la sécurité fut complète.

De la même façon, MM. les Dr Comby et Villemin enrayèrent dans leurs services respectifs, à l'hôpital des Enfants-Malades, de petites épidémies de diphtérie. Après 28 injections préventives, M. Villemin n'eut pas de nouveaux cas.

Telle avait été la conduite de Johannessen (1) qui n'eut que 3 cas tardifs après 30 injections, dans sa clinique pédiatrique de Christiania, celle d'Aaser à Christiania, de Feldt à l'hôpital Saint-Nicolas de Saint-Pétersbourg. Ce dernier, pendant une épidémie, en 1897, n'eut qu'un seul cas de diphtérie après l'immunisation de 47 malades, tandis que sur 220 autres non immunisés, il y eut 39 cas.

En 1897, Melenfeld (2) immunisa 111 scarlatineux de son service. Il ne vit survenir que 7 angines diphtériques bénignes consécutives, tandis que 26 cas de diphtérie éclatèrent parmi 100 malades non vaccinés.

En Amérique une épidémie de diphtérie avait fait fermer les portes du « Children's hospital » de Boston. En janvier 1895 une nouvelle épidémie éclatait, après sa réouverture. Morrill (3) décida que tous les enfants et les nourrices seraient injectés préventivement, et aussitôt toute manifestation diphtérique s'arrêta.

En 1895 Thomas inocula 136 enfants au « Nursery

(1) Johannessen et Aaser. — Congrès de Moscou, 1897.
(2) Melenfeld. — *Bolnische Gaz. Botkina*, 1898.
(3) Morrill. — *Boston Med.*, février 1898.

and child's hospital » de New-York. 2 employés non injectés préventivement furent atteints de diphtérie.

M. le docteur d'Astros inocula préventivement, avec succès, les enfants d'une salle contigue aux salles de diphtérie, à l'hôpital de la Conception de Marseille.

Mentionnons enfin dans cet ordre d'idées l'épidémie de 1900 de l'hôpital de la Salpêtrière à Paris, si promptement enrayée par le sérum.

L'inoculation préventive doit-elle être pratiquée *à tous les malades d'une même salle*, pour prévenir de nouveaux cas de diphtérie? La question a été jugée dans le sens positif. On pensait, dès le début, que les malades les plus rapprochés du lit contagionné, étaient seuls immédiatement exposés; et avant 1895, Heubner ne faisait d'inoculation qu'aux voisins des diphtériques. Mais la pratique montra vite que pour réussir il faut inoculer tous les malades sans exception d'une même salle (1). C'est qu'en effet, nombreuses sont les causes de contamination à distance : l'air de la salle, véhicule de bacilles, les objets d'usage commun, le personnel du service, etc.

Aussi, les diphtériques avérés doivent être isolés, et tous les autres malades inoculés. Il sera ensuite procédé à la désinfection du service, et cela dans toute une salle

(1) Heubner, pour prévenir les conséquences funestes de l'entrée dans un hôpital de sujets atteints de diphtérie méconnue, injecte préventivement tous les enfants de l'hôpital. M. Moizard fait justement remarquer que dans les hôpitaux d'enfants de Paris, la création de services de douteux a bien atténué le danger. Cette mesure générale n'est donc pas nécessaire, d'autant plus que les cas intérieurs de diphtérie sont rares.

à la fois. Le parquet, les murs seront lavés avec un antiseptique tel que l'oxycyanure de mercure au millième; les lits seront lavés, le linge et la literie contaminés seront étuvés.

De la persistance toute spéciale dans un tel milieu, des causes d'infection, peut résulter dans certains cas la nécessité d'avoir recours aux *injections préventices renouvelées* dont nous avons parlé plus haut, lorsqu'on ne peut venir autrement à bout d'une épidémie :

Heubner, de Berlin, ayant pratiqué une inoculation générale dans son service, en 1895, constata de nouveaux cas de diphtérie quelques semaines après. Il décida de renouveler l'inoculation toutes les trois semaines ; et les cas intérieurs de diphtérie furent absolument supprimés. Plus tard, quand on voulut cesser l'immunisation, la diphtérie fit sa réapparition.

Les statistiques de Slawyk (1) confirment ces données; de même les résultats de Riether en Autriche, de Lenhartz à Hambourg, etc.

Si donc les cas intérieurs se succèdent assez souvent dans un service, malgré les mesures générales de prophylaxie, on suivra la conduite d'Heubner, et on renouvellera les injections toutes les trois semaines, jusqu'à ce que tout danger de contagion ait disparu.

« Cette manière de voir, dit M. Netter, ne saurait encore être imposée. Il sera toutefois très sage d'y recourir dans les hôpitaux ou asiles, où des cas intérieurs se succèdent assez souvent. »

(1) SLAWYK. — *Die Therapie des Gegenwart*, 1899.

De ce que nous savons sur la prédisposition du rougeoleux à contracter la diphtérie, et sur sa résistance
spéciale au traitement sérothérapique préventif, résul-
tent des indications spéciales pour l'application des injections préventives *dans les pavillons de rougeole*.
M. Mathé fait en effet remarquer qu'en outre de leur
réceptivité plus grande, conséquence de leur état général
et de l'état local de leur gorge, les rougeoleux admis au
pavillon sont très exposés à la contagion, par suite de
l'admission possible par erreur de diagnostic, d'un enfant
diphtérique au milieu d'eux, même si cette présence
est de courte durée.

Aussi l'emploi systématique des injections préventives à dose plus forte, et leur renouvellement tous les
quinze jours, seront des mesures utiles; et M. Netter les
recommande dans ces cas.

Dans les *pavillons de scarlatine*, les enfants qui sont
exposés aux mêmes dangers extrinsèques et intrin-
sèques de contagion que les rougeoleux, se trouveront
bien aussi de l'injection préventive de sérum à leur entrée
au pavillon.

Conclusions (1) :

1° Il est indiqué de recourir aux *injections prophylac-*

(1) A la dernière séance de la Société de pédiatrie (18 février 1902)
M. le docteur Richardière a fait connaître les bons résultats des
injections préventives appliquées par lui au pavillon de la rougeole
de l'hôpital des Enfants-Malades. Jusqu'en ces derniers temps, les
cas de diphtérie y étaient fréquents. En juin dernier, M. Richardière commença à injecter à tous les entrants 5 à 10 cent. cubes de
sérum ; et depuis lors aucun cas de diphtérie ne s'est plus produit.
Quelques éruptions parfois plus ou moins fébriles, et dans un cas

tiques de sérum dans tout service hospitalier composé de salles contiguës, administré par le même personnel, lorsque des cas de diphtérie s'y sont produits ;

2° L'inoculation préventive s'étendra à *tous les enfants* sans exception du service contaminé ;

3° Si des cas de diphtérie se reproduisent, si les mesures prophylactiques générales n'ont pas éteint l'épidémie, on peut recommencer l'injection *au bout de trois semaines* ;

4° L'injection préventive systématique paraît s'imposer dans les *services spéciaux de rougeole* ; dans ces cas on *augmentera* la dose de sérum et on répétera l'injection tous *les quinze jours* ;

5° L'injection préventive est recommandable chez les *scarlatineux* à leur entrée au pavillon d'isolement.

§ II. — Injections préventives dans les agglomérations de sujets sains.

Cette question demande à être étudiée à part. parce que les conditions de promiscuité des sujets entre eux, les conditions de dissémination extérieure de l'épidémie, sont tout autres que dans les hôpitaux.

Dans ces cas, aurons-nous recours au licenciement, à l'isolement simple avec examen répété des gorges suspectes, ou aux injections préventives ?

des arthralgies, ont été les seuls inconvénients observés. M. le docteur Netter a obtenu de moins bons résultats des injections préventives chez les rougeoleux que chez les scarlatineux et les douteux. Depuis qu'il procède aux réinoculations, il a constaté la fréquence et la précocité plus grande des éruptions, après la seconde injection.

a) *Dangers du licenciement.*

Doit-on licencier les élèves d'une école, lorsque la diphtérie y a fait son apparition ? M. Variot pense que les parents consultés préféreraient le licenciement du collège aux injections préventives, quitte à faire surveiller leurs enfants chez eux par le médecin pendant quelques jours.

Mais à quels dangers de dissémination du mal, expose cette méthode ! C'est qu'en effet, parmi les sujets licenciés, il peut s'en trouver en incubation de diphtérie. Ceux-là ne seront atteints que plus tard, et contamineront leurs familles ; et « comme la persistance du bacille dans la gorge, dit M. Netter, peut se prolonger fort longtemps, le problème se représentera avec autant de difficultés quand il s'agira de la réouverture. »

Aussi le licenciement est une mauvaise pratique ; nous devons lui préférer l'injection préventive qui évite ce grave écueil tout en procurant aux sujets une sauvegarde plus grande.

Enfin le licenciement n'est pas une méthode toujours applicable ; il est impossible, par exemple, dans les orphelinats.

b) *Difficulté de l'isolement simple avec examens répétés des gorges.*

Nombreuses sont les relations d'épidémies dans lesquelles on s'est borné à ces mesures prophylactiques.

Elles consistent, après avoir préalablement fait l'examen du mucus pharyngé de tous les sujets indistinctement, à isoler en même temps que les malades, mais séparément, les enfants sains dont la gorge renferme du bacille de Loëffler, et à ne cesser l'isolement qu'après sa disparition absolue.

Telle fut la conduite d'Aaser(1) à Christiania en 1895, dans une caserne où il isola 17 cavaliers dont la gorge renfermait le bacille diphtérique et où il arrêta ainsi l'épidémie.

Hellstrom, à Stockholm, obtint le même succès en 1884.

Fibiger (2), dans une école de Herlusholm où sévissait la diphtérie, isola 22 enfants hébergeant le bacille de Loëffler. Sinding-Larsen (3) agit de même dans un sanatorium maritime danois.

Mais si l'on considère les *difficultés pratiques* quelquefois énormes que cette méthode oppose au praticien, on conviendra que les résultats obtenus par elle ne suffisent pas pour motiver son adoption.

M. Netter a, du reste, exposé ces difficultés : indépendamment du *temps* absorbé par l'examen bactériologique quand il doit se pratiquer chez plusieurs centaines de sujets, cet examen nécessite un travail spécial et souvent des *recherches prolongées*. On ne peut se prononcer, en effet, au bout de 20 heures d'étuve ; et souvent les colonies n'apparaissent qu'après 40 heures.

(1) AASER. — *Deutsche Med. Woch*, 1895.
(2) FIBIGER. — *Berliner Klinische Woch*, 1897.
(3) SINDING-LARSEN. — *Norsk magnsin for Loegecidenskaben*, 1900.

D'autre part, une gorge qui ne renferme pas de bacilles à un premier examen, peut en révéler à l'examen suivant. D'où la nécessité de *répéter les ensemencements*, si l'on veut éviter des contaminations ultérieures.

Puis, pour pratiquer des isolements rationnels, c'est-à-dire, séparer des uns les autres les diphtériques avérés, les sujets sains dont la gorge contient le bacille de Loëffler, et ceux enfin qui recèlent les bacilles courts, encore sujets à discussion, on ne pourra pas toujours disposer de *locaux convenablement aménagés*.

Enfin la *durée de l'isolement*, qu'on a dû prolonger jusqu'à 100 et 185 jours pour certains malades, à cause de la persistance du bacille dans leur gorge, n'est-elle pas l'un des plus sérieux inconvénients qui s'opposent à la méthode ?

c) *Injections préventives.*

En adoptant les injections préventives, plus de ces recherches bactériologiques hâtives et répétées, de ces isolements multipliés et prolongés. Il devient au contraire facile de consacrer son temps, en toute sécurité, au traitement des malades et à la désinfection générale.

L'injection préventive pratiquée à l'école a cet avantage, en outre, d'enrayer l'épidémie dans une localité en éteignant le mal dans son foyer qui est souvent l'école.

De nombreuses relations d'épidémies survenues dans

des agglomérations, confirment l'efficacité de cette méthode:

En 1895, Martin, de Genève, pratiqua la sérothérapie préventive dans un établissement de convalescents. Il n'eut à constater ensuite que deux cas de diphtérie chez des enfants non injectés.

M. Chantemesse (1) pratique depuis 1895 des injections préventives aux nouveaux venus de son service de la crèche des diphtériques du bastion 29. Il donne à chacun de 2 à 5 cent. cubes de sérum. Or, les enfants entrés sans diphtérie ne la contractèrent jamais, et des mères diphtériques ont pu impunément allaiter leurs enfants qui restèrent indemnes.

Conti (2) fit 207 injections préventives aux élèves et employés du collège de Côme, où sévissait la diphtérie en 1897. Celle-ci s'arrêta net.

Lors d'une épidémie de diphtérie à « St-Mary's infant asylum », Coues (3) injecta préventivement tous les enfants alors présents, ainsi que les entrants. Parmi les 50 enfants injectés, aucun cas ne se déclara pendant près de trois semaines. De nouveaux cas s'étant ensuite produits, une nouvelle inoculation générale fut pratiquée avec succès.

A l'asile Venezia, en 1898, Bordone-Uffreduzzi (4) fit 294 injections préventives. A leur suite, on constata

---

(1) CHANTEMESSE. — *Bull. de la Soc. méd. des Hôpitaux*, 19 juillet 1895.
(2) CONTI. — *Ricista d'igiene*, 1898.
(3) COUES. — *Boston médical and surgical journal*, 1898.
(4) BORDONE-UFFREDUZZI. — *Ric. d'igiene*, 1898.

deux angines bénignes chez les inoculés, et deux cas dont un mortel chez des enfants non immunisés.

Demisch à Kerzers, en 1898, inocula 197 enfants d'une école où il y avait eu 26 diphtériques. Aucun ne contracta plus la maladie.

En 1899, M. le Dr Martin (1) de l'institut Pasteur proposait les injections préventives de sérum à Flaviac, où 37 enfants avaient eu la diphtérie sur une population scolaire de 140 enfants. Sur 56 enfants immunisés, un seul fut atteint sans gravité après 32 jours. Parmi les 47 autres, sept cas, dont un décès, se produisirent.

La même année en septembre, éclatait à l'orphelinat de Rez (2), près Saint-Étienne, une épidémie de diphtérie. Le licenciement ayant été rejeté, 135 enfants furent inoculés préventivement. L'épidémie s'arrêta net.

En présence de ces faits, faut-il prendre garde aux minimes complications qui pourraient survenir et faire tout au plus entrer quelques élèves à l'infirmerie pour un temps très court ? Nous ne le pensons pas.

M. Netter (3) souhaite que d'autres administrateurs imitent l'initiative du préfet de Côme, qui, en présence de l'épidémie de diphtérie du lycée de cette ville, obligea les internes à se faire immuniser, et décida que les externes ne pourraient rentrer qu'après avoir reçu l'injection préventive.

(1) MARTIN. — *Bull. de la Soc. de méd. publ.*, 1899.
(2) MATHÉ. — *Th.*, de Paris, 1901.
(3) NETTER. — *Bull. de la Soc. de pédiatrie*, mai 1901.

Les mesures prophylactiques à prendre en pareil cas seront donc :

1° *L'isolement des malades avérés et des sujets suspects*, dans des locaux distincts;

2° *L'inoculation préventive* des enfants fréquentant l'école, l'asile, la crèche; dans un collège, on pourra inoculer les internes, licencier temporairement les externes, examiner leur gorge au départ et à la rentrée, et inoculer ceux qui présentent des mucosités ou de l'inflammation dans la gorge ;

3° Les *gargarismes antiseptiques, lavages du nez*, répétés plusieurs fois par jour, pour tous les sujets sains;

4° *Le lavage et la désinfection* des locaux. La crèche, l'école, l'asile, seront fermés pendant ce temps ;

5° La destruction des fournitures scolaires, des jouets ayant appartenu à des diphtériques.

§ III. — Injections préventives dans les familles.

A l'heure actuelle, la conduite à tenir en face de la diphtérie dans les familles est encore diversement appréciée. Le plus grand nombre des praticiens se bornent à surveiller attentivement la gorge des enfants sains, et se réservent d'intervenir s'ils constatent des symptômes suspects du côté du pharynx, ou s'ils y découvrent le bacille de Lœffler.

Ces méthodes d'expectation armée, et les injections préventives immédiates trouvent leurs indications res-

pectives dans les différents cas où le médecin doit intervenir.

a) *Surveillance clinique simple de la gorge des sujets
sains.*

La contagion de la diphtérie est loin d'être fatale
parmi les enfants d'une même famille. D'autre part, les
statistiques de Behring ont montré que les enfants
diphtériques injectés de bonne heure n'offrent une mortalité que de 2 0/0. Les enfants surveillés très attentivement par le médecin ne courent donc que des risques
insignifiants, puisque l'action curative du sérum est à
peu près absolue, si le traitement est commencé le premier jour de la maladie.

Aussi, dans une famille aisée, installée dans des conditions telles que l'isolement absolu du sujet malade
soit possible, et possédant un personnel suffisant pour
que les domestiques attachés au service des personnes
saines n'aient aucun rapport avec le malade, M. le D'
Moizard déclare s'abstenir des injections préventives,
à condition qu'il puisse examiner ou faire examiner
matin et soir la gorge des enfants sains.

Sans doute, l'idéal serait, en pareil cas, de faire l'examen bactériologique de la gorge des sujets en surveillance ; mais en fait, que de difficultés résulteraient, en
clientèle, de la longue durée de ces recherches, et de la
répétition des ensemencements !

Du reste la chose serait-elle possible à la campagne
ou dans une petite ville ?

Dans ces conditions, il est donc rationnel, après avoir isolé le petit diphtérique, d'examiner matin et soir la gorge de ses frères et sœurs, de faire pratiquer des lavages répétés du pharynx et du nez avec de l'eau bouillie chez les plus petits, d'ordonner aux plus grands des gargarismes antiseptiques.

Si, chez l'un de ces enfants, on constate un érythème du pharynx accompagné d'un exsudat suspect, on fait immédiatement une injection de sérum.

Il faut, en outre, rechercher avec soin s'il ne se produit ni engorgement ganglionnaire, ni nasonnement; car « l'expérience prouve, dit M. Moizard (1), que la localisation la plus fréquente du début de la diphtérie est le *pharynx sus-palatin.* Pendant quelques heures, elle s'y localise, ne donnant lieu qu'à des symptômes très atténués : à peine de la fièvre, un peu d'engorgement des ganglions lymphatiques au-dessous de l'angle du maxillaire inférieur, et du nasonnement. »

Ces symptômes une fois constatés, il faut injecter non plus une dose préventive, mais la *dose curatice* de sérum indiquée en pareil cas, alors même qu'il n'y aurait ni rougeur, ni exsudat pharyngé.

Le plus souvent, pendant les premières heures, tout se borne à ces symptômes atténués ; on ne retrouve pas les signes, l'écoulement nasal caractéristique du coryza diphtérique, sauf rarement dans les cas graves d'emblée ; mais il est, dès cet instant, indiqué d'agir.

« Telle est, dit M. Moizard, la pratique suivie par

(1) Moizard. — *Journal de Médecine et de Chirurgie prat.,* 10 août 1901.

moi en pareil cas depuis 1891, et je n'ai jamais eu, jusqu'à présent, à la regretter. »

Donc, dans une famille *largement installée*, où l'isolement du malade et les mesures d'hygiène préventive peuvent être parfaitement pratiqués, le médecin peut se borner à une *surveillance* bi-quotidienne, « *de visu* », de la gorge des sujets sains, se réservant de pratiquer l'injection de sérum à dose curative, s'il constate des symptômes suspects.

b) *Injection préventive après examen bactériologique de la gorge.*

Il est des circonstances où l'injection préventive serait parfaitement indiquée, par exemple dans les familles pauvres des villes, étroitement logées, incapables de faire de l'hygiène prophylactique sérieuse lorsqu'un cas de diphtérie est survenu au milieu d'elles.

Mais il arrive aussi que ces familles ne se prêtent pas très volontiers à l'inoculation préventive, méthode encore peu connue du public ; et le praticien n'est pas en mesure de l'exiger.

Nous considérons les cas où l'envoi de l'enfant contagionné à l'hôpital a supprimé pour ses frères et sœurs le principal danger d'infection.

Dans ces circonstances, il est sage de conseiller préalablement aux parents de laisser inoculer préventivement leurs enfants.

Sur leur refus, et seulement alors, il est indiqué

d'avoir recours à la pratique adoptée par M. le Dr Net-ler (1) :

Les parents des enfants entrés à l'hôpital pour diphtérie sont avertis du danger de la contagion, et, s'ils refusent l'inoculation préventive, sont invités à venir le lendemain à l'hôpital faire examiner la gorge de leurs enfants.

L'ensemencement est pratiqué ; et le jour suivant, l'inoculation des sujets chez lesquels l'examen de la gorge a révélé le bacille de Loëffler ou le bacille court, est acceptée par les parents.

Les résultats que cette méthode a donnés dans les mains de M. Netter sont probants :

Sur 90 familles dont l'un des enfants avait été admis à l'hôpital pour diphtérie, et qui se sont conformées pour la plupart à cette pratique, deux seulement ont présenté un second cas de diphtérie, avant qu'on ait encore pu faire l'injection préventive.

Sur 25 familles d'enfants diphtériques admis dans d'autres salles, et qui n'avaient pas été invitées à faire ensemencer la gorge de leurs enfants sains, trois ont présenté des cas de diphtérie secondaire, après un laps de temps qui aurait permis à l'injection de sérum d'exercer son action préventive.

Dans le premier cas, la proportion de familles contaminées secondairement est de *2,2 0/0* ; dans le second, elle de *12 0/0*.

Sur les deux malades de M. Netter, atteints de diphtérie secondaire, le premier fut pris au bout de 3 jours, et l'on constata des fausses membranes sur ses amygdales en même temps que les tubes ensemencés révélaient le bacille de Loëffler. L'enfant succomba quelques jours après à une diphtérie toxique.

(1) NETTER — *Bull. de la Soc. de l'édiatrie*, mai 1901.

L'autre présentait des fausses membranes deux jours après l'entrée de son frère à l'hôpital. Sa diphtérie, de mauvais aspect, ne résista pourtant pas au sérum et guérit.

Sans doute l'injection préventive immédiatement pratiquée après l'apparition dans les familles du premier cas de diphtérie, aurait soustrait ces enfants à la contagion.

Aussi, jusqu'à ce qu'on puisse obtenir des parents l'immunisation immédiate de leurs enfants, dès l'apparition d'un cas de diphtérie parmi eux, les mesures préconisées par M. Netter doivent être généralisées.

Grâce à elles, l'inoculation pratiquée de bonne heure chez la plupart des sujets, pourra encore avoir toute son efficacité.

En dehors de ces cas, on peut encore avoir recours aux examens bactériologiques des gorges *dans les familles aisées des villes* qui présentent les ressources voulues pour ce genre d'expérimentation, comme par exemple la proximité d'un laboratoire de bactériologie. Mais nous avons vu que dans ces circonstances, une surveillance clinique rigoureuse est en général suffisante.

En résumé, l'immunisation consécutive à l'examen bactériologique positif de la gorge est applicable :

a) Dans les *familles pauvres des villes*, moins exposées à la contagion ultérieure par suite du départ de l'enfant diphtérique à l'hôpital. Mais il faut leur conseiller d'abord l'injection préventive immédiate ;

b) Dans les *familles aisées des grandes villes*, comme méthode *facultative*.

c) *Injections préventives immédiates.*

Les conditions nécessaires à l'application des précédentes mesures se trouveront, en réalité, rarement réunies. L'examen répété de la gorge, les recherches bactériologiques multipliées ne sont pas à la portée de tous les malades :

A la campagne, par exemple, le praticien obligé à de longs déplacements, livré à ses seules ressources, ne pourra guère pratiquer ces manipulations longues et délicates qui sont l'apanage des hôpitaux.

Il faudrait donc qu'une famille qui a eu un premier malade appelle immédiatement son médecin au moindre malaise des autres enfants.

Mais ce serait un tort pour un médecin que de compter sur un pareil empressement des parents.

D'ailleurs la diphtérie est une maladie *souvent insidieuse à ses débuts;* ses premiers symptômes, manifestes pour un clinicien exercé : l'engorgement ganglionnaire léger de l'angle de la mâchoire inférieure, le nasonnement, la rougeur du pharynx, l'asthénie et la tachycardie du début, passeront le plus souvent inaperçus des parents les plus attentifs ; et le médecin trouvera à sa première visite le pharynx entièrement placardé de membranes.

On pourra dans certains cas aussi tomber, comme le fait remarquer M. le docteur Ausset (1), sur des *diphtéries hypertoxiques* qui amèneront des désastres

(1) AUSSET. — *Bulletin de la Soc. de Pédiatrie*, juin 1901.

CARON   5

avant que le sérum inoculé en toute hâte ait produit son action.

Chez un enfant de deux ans et demi que visitait M. Aussel, un premier examen, n'avait montré qu'une angine légère avec quelques points blancs, sans fièvre. Quelques heures plus tard la gorge était entièrement envahie ; l'état s'était considérablement aggravé.

Malgré une injection de 20 centimètres cubes, l'enfant dut être tubé le lendemain, et son état ne s'améliora qu'après une seconde injection de 20 centimètres cubes.

Dans beaucoup de cas, on n'observera pas ces accidents, mais c'est une éventualité à envisager.

Supposons néanmoins que des parents soient assez clairvoyants pour faire prévenir le médecin sitôt que l'état de leur enfant semble suspect : il y aura, dans beaucoup de localités, impossibilité matérielle à l'arrivée du docteur en temps utile.

Faut-il d'autre part, dès qu'un cas de diphtérie éclate dans une famille, à la campagne, recourir à l'ancien procédé d'isolement qui consiste à conduire dans d'autres familles les frères et sœurs des malades, par suite du manque de place dans la maison contaminée ?

Nous savons combien on risque ainsi de propager l'épidémie, étant donné surtout le manque de ressources pour désinfecter convenablement ces petits isolés.

Pourtant, il est impossible en général d'éloigner de sa famille l'enfant diphtérique. Celui-ci devient donc pour ses frères et sœurs une menace permanente de contagion, d'autant plus grande que la maison qui

l'abrite est souvent étroite, les mesures d'hygiène prophylactique et d'antisepsie fort défectueuses, la famille
nombreuse.

Pour toutes ces raisons, une seule mesure s'impose
rationnellement dans de telles circonstances : *l'inoculation préventive immédiate* de tous les enfants de la famille
contaminée.

Nombreuses sont les observations qui ont confirmé,
depuis plusieurs années, cette manière de procéder (1).

A New York, de janvier 1895 à octobre 1898, 5,108 personnes
furent inoculées préventivement (2). — 56 seulement contractèrent la diphtérie, et parmi celles-ci, 4 décès se produisirent,
dont 2 plus de 30 jours, 1 moins de 24 heures après l'inoculation, et 1 entre le 2ᵉ et le 30ᵉ jour, par suite d'une scarlatine
concomitante.

En 1899, Billings (3, rapporte que 1,004 inoculations furent
pratiquées, et ne donnèrent que 6 cas entre 24 heures et
30 jours.

D'un autre côté, il ressort des statistiques de Munn, que les
habitants de Denver ont subi de 1891 à 1894 411 décès du
fait de la diphtérie alors qu'on se bornait à faire de l'isolement
et de la désinfection.

De 1895 à 1898, les injections préventives furent pratiquées,
et la mortalité s'abaissa à 136 décès.

En Italie, à Baricelli près de Bologne, une épidémie sévissait depuis le mois d'octobre 1896. En février suivant, Pasoni
immunisa 200 enfants. Jusqu'au 15 mai, il n'observa que 2 cas
bénins, alors que 15 cas se déclaraient parmi les enfants non
inoculés.

(1) Observations in: NETTER. — *Bull. de la Soc. de Pédiatrie*
(mai 1901).
(2) BIGGS. — *Medical News*, 1899.
(3) BILLINGS. — *New-York med. Journal*, 1900.

En 1899, Balp (1) arrêta une épidémie au village de Fouchaz par les injections préventives. Quelques semaines plus tard, l'épidémie frappa un village voisin, mais comme les préjugés des habitants empêchèrent le médecin d'agir, il y eut de nombreux cas et de nombreux décès.

A Brême, Kurth ne vit survenir qu'une diphtérie secondaire, au bout de 38 jours, sur 30 familles chez lesquelles l'inoculation préventive avait été pratiquée. 50 cas éclatèrent dans les autres familles.

A Prague, Krauss inocula préventivement 122 enfants, et n'eut que 3 cas de diphtérie consécutivement.

A Kœnigsberg, Hilbert et Schobert obtinrent une proportion de 5 % de cas secondaires parmi les sujets immunisés, dans les familles. Cette proportion s'éleva à 20 % dans les familles non immunisées.

En France, des observations plus récentes confirment les précédentes :

A Flaviac, dans une famille de 7 enfants dont l'un avait la diphtérie, M. le Dr Martin (2) proposa l'injection préventive. Mais il ne put vacciner que cinq enfants sur six. Quelques jours après, la sixième enfant tombait malade à son tour.

En janvier 1899, M. le Dr Ausset de Lille (3) était appelé à soigner en ville une enfant atteinte de diphtérie. Deux autres enfants se trouvaient dans la même famille. Un bébé de onze mois, au sein, dont la mère ne voulait pas se séparer, reçut préventivement 5 cent. cubes de sérum de Roux, et ne contracta pas la diphtérie. Au contraire, son frère âgé de 8 ans, isolé dès le début dans une autre famille, mais non ino-

<hr>

(1) Balp. — *Rie. d'Ig.*, 1900.
(2) Martin. — *Bull. de la Soc. de méd. publ.*, 1899.
(3) Ausset. — *Bull. de la Soc. de pédiatrie de Paris*, juin 1901.

culé, présentait au bout de quelques jours une angine diphtérique dont les suites furent assez longues.

Rappelons enfin l'épidémie de diphtérie survenue en 1901 au hameau des Huttes, près de Gravelines (Nord), et si promptement eurayée par le D' Delbecq, avec l'aide des injections préventives.

En présence d'un cas de diphtérie dans une famille pauvre, à la campagne, notre premier soin sera donc d'inoculer immédiatement, à titre préventif, tous les enfants bien portants.

Ces derniers seront complètement séparés de l'enfant contaminé, mais ne devront cependant *pas quitter la maison*. On leur fera pratiquer des lavages fréquents de la gorge et du nez.

Il va sans dire que les mesures d'hygiène préventive d'antisepsie et de désinfection s'imposent dans la mesure où le praticien pourra y avoir recours, et l'on sait quelles difficultés s'opposent parfois, dans cet ordre d'idées, aux meilleures volontés du médecin de campagne.

Les mesures que le D' Delbecq, de Gravelines, adopta en 1901 nous paraissent une excellente ligne de conduite :

Les *écoles seront fermées, aérées, désinfectées.*

La fermeture des écoles s'impose en effet, la diphtérie étant surtout contagieuse dans les agglomérations d'enfants; bien qu'il puisse y avoir des inconvénients à cette mesure : « N'est-il pas dangereux, dit le D' Delbecq (1), de laisser jouer dans les rues en hiver, des

(1) DELBECQ. — *Echo médical du Nord*, 16 juin 1901.

enfants que les parents ne peuvent garder dans des maisons trop petites ; et les angines ainsi contractées ne sont-elles pas un excellent terrain de propagation de la diphtérie ? »

Pour la *désinfection chez les particuliers,* on emploiera, si possible, le soufre ou le formol, l'étuve, le pulvérisateur. Mais on ne trouve pas partout d'étuve à désinfection.

On peut encore avoir recours aux lavages au chlorure de chaux ou au sulfate de cuivre, au badigeonnage des murs, au renouvellement de la tapisserie, de la peinture, à la désinfection du mobilier, à l'ébullition des literies, linges et vêtements.

Tel est l'ensemble des mesures avec lesquelles on pourra espérer juguler promptement une épidémie de famille, mesures qui peuvent se résumer ainsi :

L'injection préventive immédiate de tous les frères et sœurs des diphtériques est indiquée à la campagne, dans les familles pauvres, vivant dans de mauvaises conditions d'hygiène, et qui ne peuvent être surveillées suffisamment par le médecin.

#*#

Nous en avons fini avec l'étude des notions et des faits qui se rattachent à la sérothérapie préventive de la diphtérie. question encore controversée aujourd'hui sans doute, mais à laquelle il importe, dit M. Ausset, que tous apportent le contingent de leur expérience, afin qu'on puisse établir ultérieurement une règle de conduite définitive.

En attendant, il faut se féliciter des résultats obtenus, et réagir contre cette crainte exagérée qui a été inspirée à certains médecins au sujet des dangers du sérum. « Il faut dire, dit M. Comby. que l'inoculation est inoffensive, et que les individus sains en instance de diplitérie doivent être inoculés. »

Telles sont les opinions qu'exprimait en juin 1901 la *Société de pédiatrie de Paris*, dans la proposition suivante qu'elle adoptait à l'unanimité :

« La Société de pédiatrie. affirmant que les injections préventives de sérum antidiphtérique ne présentent aucun danger sérieux, et confèrent l'immunité dans des proportions considérables pendant quelques semaines, en recommande l'emploi dans les agglomérations d'enfants, et dans les familles où une surveillance scientifique suffisante est impossible. »

CONCLUSIONS GÉNÉRALES

1° La méthode de prophylaxie la plus sûre contre la diphtérie consiste dans les injections préventives de sérum antidiphtérique.

2° Les injections préventives de sérum antidiphtérique sont d'une parfaite innocuité. On n'observe à leur suite que des accidents légers, rares et fugaces.

3° Les doses à injecter préventivement varient suivant l'âge.

4° L'immunisation est réalisée au bout de 24 heures après l'injection, et dure de 21 à 28 jours.

5° On peut voir évoluer la diphtérie malgré l'injection préventive. Cette diphtérie est alors bénigne.

6° La sérothérapie préventive est applicable aux adultes, à dose plus forte.

7° La sérothérapie préventive doit être évitée chez les tuberculeux, à cause des réactions que le sérum peut provoquer chez eux.

8° Chez les rougeoleux, qui sont réfractaires à l'action du sérum, l'injection préventive nécessite une dose plus forte de sérum et doit être renouvelée tous les quinze jours.

9° Les injections préventives sont indiquées en temps d'épidémie :

a) *Dans les milieux hospitaliers*, où l'on pourra, s'il est besoin, les renouveler au bout de trois semaines;

b) *Dans les agglomérations d'enfants* telles que écoles, asiles. crèches, etc. (de préférence au licenciement qui est une mesure dangereuse, de préférence encore à l'isolement simple. méthode trop difficile à suivre);

c) *Dans les familles.*

Dans les familles aisées, on pourra se contenter d'une surveillance assidue des enfants menacés plus ou moins directement par la contagion.

Dans les familles pauvres des villes, à proximité d'un hôpital, on pourra si l'injection préventive immédiate est refusée, avoir recours à l'examen bactériologique préalable de la gorge.

Dans les familles pauvres, à la campagne, on aura recours à l'injection préventive immédiate.

BIBLIOGRAPHIE

Aaser. — Inj. prév. de sérum antidipht. *Forhandlinger i det mediviniske sulsthab i Christiania*, 1895.

Adams (Washington). — *Archiv. of Pediatrics*. Juin 1899.

Aronson. — Immunité contre la diphtérie par injections. *Berl. Kl. W.*, 23, i, 93.

Ausset. — *Echo Médical du Nord*, 23 juin 1901 (injections préventives dans les familles). *Lyon Médical*, 10 mars 1895.

Baginsky. — Ueber diphterie und difteritischen Croup, Berlin, 1901.

Balp. — Condizione igieniche della provincia di Torino. *Ric. d'ig.*, 1900. p. 639.

Barbier. — Soc. de Pédiatrie, 11 juin 1901. Soc., méd. des Hôp., 14 juin 1901.

Bayeux. — La diphtérie, thèse, Paris, 1899.

Behring. — Question de l'immunisation de la diphtérie. *Deutsche Med. Woch.*, 1891. p. 865-867.

Behring et Irlich. — De l'immunisation et de la guérison de la diphtérie. *Deutsche Med. Woch.*, 1891, nᵒˢ 16, 18. 20.

Belfanti. — Valeur immunisante du sérum antidiphtérique. *Atta del R. Soc. it. d'ig.*. 26 avril 1896.

Bernheim (Samuel). — Immunisation et sérumthérapie, Paris, 1895.

Biggs. — Le sérum comme prophylactique de la diphtérie, *Med. News*, 30 nov. 1896.

Boldassari. — Contributio alla siero profilassi della difterite. *Giornale della R. Soc. d'ig.*, xxii, p. 5, 1900.

Bordone Uffreduzzi. — *Riv. d'ig.*, 1898, p. 556.

Bouchard. — La théorie le l'immunité; sérothérapie et vaccin. *Rec. Scient.*, 24 août 1896.

Cfeldi. — Inoculation préventive de sérum antidiphtérique. *Mort. Pest Med. Chir. Presse*, oct. 1896.

Chantemesse. — Société médicale des Hôpitaux, 17 et 24 mai 1901.

Coggi. — Dell'immunita contro la difterite, communicata con la comministrazione del siero antitossico per via gastrica e rettale. *Riv. d'ig. e san. publ.* Torino, 1897, viii, 461-472.

Comby. — Société de Pédiatrie, 11 juin 1901.

Concetti. — Congrès de Moscou, t. iii, s. 6, p. 281.

Conti. — La diffensa contro la difterite colle iniezioni siero profilattiche. *Ric. d'ig.* Turin, 1898, p. 360.

Coues. — Résultats de l'immunisation de cinquante enfants, à « St-Mary's infant asylum ». *Boston Med. Journal*, 1898, juillet.

D'Astros. — La sérothérapie à l'hôpital de la Conception à Marseille. *Bull. de la Soc. méd. des Hôpitaux*, 19 avril 1895.

Delbecq. — L'épidémie de diphtérie au Hameau des Huttes près de Gravelines (Nord) *Echo Médical du Nord*, 16 juin 1901.

Demisch. — Epidémie de diphtérie de Kerzers. *Corresp. f. schw. Aerzte*, 1er juin 1899.

Dieulafoy. — Manuel de pathologie interne, t. ii (art. diphtérie).

Douald. — Some observations upon the immunizing and curative effects of antitoxin. *Medicine detroit*, 1896. n. 714-720.

— Diphtérie antitoxin as immunizing agent. *N.-York Med. Journ.*, 1898, LXVII.

Escherich. — Versuche zur immunisirung gegen diphtherie auf dem Wege des Verdauungstractes. *Wien. Klin. Woch.*, 1897, x, 799-801.

Feldt. — Injections préventives à l'hôpital St-Nicolas. *Bolnitsch gaz. Botkina*, St-Pétersb., 1898, p. 1498.

Fleury. — Epidémie de diphtérie à l'orphelinat de Rez, près St-Etienne. Congrès int. de 1900 (section d'hygiène).

Fraenkel. — Immunisirungs versuche bei diphtherie. *Berl. Klin. Wehnschr*, 1890, XXVII, 1133-1135.

Gabritschewsky. — Zur Prophylaxie der Diphterie. *Zeit. f. hyg.*, XXXVI, 1901.

Gillet (H). — La pratique de la sérobérapie, Paris, 1895. Société de Médecine et de Chirurgie pratiques, 7 mars 1901.

Grancher, Marfan, Comby. — *Traité des maladies de l'enfance.* T. I, art. diphtérie.

Guinon et Rouffilange. — Un cas d'angine membraneuse traité par le sérum de Roux. Mort avec anurie et convulsions urémiques.

Guinon et Mathé. — Epidémie hospitalière de diphtérie. Traitement préventif. Soc. de pédiatrie, 11 mars 1901.

Guinon et Voisin. — Soc. Méd. des Hôp., 7 juin 1901.

Hilbert. — Inoculations préventives et curatives de sérum antidipht. à la polyclinique de Koenigsberg. *Berl. Kl. Woch.*, 20 nov. 1891.

Holt. — The use of antitoxin for immunisation during epidemies of diphtheria in two institutions. *Tr. Am. Ped. Soc. N.-York*, 1895, VII, (43-46).

Hutinel. — Accident de sérothérapie antidiphtérique. Soc. Méd. des Hôp., 7 février 1896.

— *Revue des maladies de l'enfance*, oct. 1896.

Jaques. — Prophylactic use of antitoxin, and the direct diagnosis in diphtheria. *Chicago med. Recorder.* 1896. XI, (217-256).

Johannessen. — Injections préventives de sérum antidiphtérique. Congrès de Moscou. 1897. T. iii, s.6, p. 275.

Katz. — Société de médecine Berlinoise, 27 juin 1894.

Klein. — The value of the diphtheria antitoxin as an immunising agent. *Codex med. Phila.* 1894.

Kraft. — Injections préventives de sérum antidiphtérique. *Rec. Méd. de la Suisse rom.*, juin 1897, p. 545.

Kraus (Hugo). — Injections prophylactiques d'enfants malades contre la diphtérie. *Prag. Med. Woch.*, 1900, n° 19, p. 20.

Landouzy. — Les sérothérapies, 1898.

Lemoine. — Contagion de la diphtérie. *Proc. Méd.*, 1893.

Löhr. — Ueber immunisirungs versuche gegen diphtherie. *Jahrb. f. Kinderh.*, Leipz, 1896, xliii (67-82).

Lubarsch. — Des injections préventives. Vienne, 1892, p. 18.

Martin (de Paris). — Prophylaxie pratique de la diphtérie. *Bull. de la Soc. de méd. publ. et d'hyg. prof.*, xxii, 1890.

— Rapport présenté à l'Académie de médecine sur l'épidémie de diphtérie de Flaviac, 1893.

Martin (de Genève). — Sérothérapie préventive. Congrès de Moscou. 1897, t. iii. s. 6, p. 275.

Mathé. — *Thèse* de Paris, 1901.

Melenfeld. — Les injections préventives de sérum antidiphtérique. *Bolnitsch gaz. Botkina*, St Pétersb., 1898, p. 1489.

Mentow. — Injections préventives dans le district de Voronesh. Congrès de Moscou, 1897, T. iii. s. 6, p. 210.

Metchnikoff. — L'immunité dans les maladies infectieuses.

Mewius. — Épidémie d'Héligoland. Succès des injections préventives. *Berl. Klin. Woch.*, 15 oct. 1894.

Michalewitch. — Injections préventives dans l'épidémie de Kelmenzi. Congrès de Moscou, 1897. T. iii, s. 6, p. 211.

Moizard. — Société de Pédiatrie de Paris, 11 juin 1901. Injections préventives de sérum antidiphtérique, in *Journal de méd. et de chir. prat.*, 10 août 1901.

Morrill. — The immunising effects of antitoxin. *Arch. Pediat. N.-York*, 1895, xii (501-513).

— Durée de l'immunité sérothérapique. *Boston Med. J.*, 3 mars 1898.

Munn. — The preventive treatment of diphteria. *Philad. Med. J.*, 1899.

Netter. — Emploi du sérum antidiphtérique à titre préventif dans un service de rougeoleux. Congrès internat. de 1900, p. 425. Section de pédiatrie.

— Soc. de Pédiatrie, mai 1901.

—   —   —   juin 1901.

Ohlmacher. — Three experiments on dogs, to determine the duration of diphtheria antitoxin immunity. *Med. Rec. N.-York*, 1895, xlvii (613-615).

Parascandolo. — Recherches sur l'immunisation des chiens contre la toxine diphtérique. *Riforma Med.*, Naples, 1895, xi, pt. 2, 771.

Pasani. — Una épidemia de difterite troncata colle siero profilassi. *Riv. d'ig. e san. publ.* 1897, p. 506.

Peck. — Immunisation against diphtheria with antitoxin, *Med. Rec. N. York*, 1895., xlvii (486).

Petit. — Effets physiologique et cliniques du sérum antidiphtérique, thèse de Paris, 1896.

Poix. — Sérum antidiphtérique, thèse de Paris, 1896.

Polievktow. — Essai sur les injections prophylactiques de sérum antidiphtérique. *Med. inf. Par.*, 1895, ii (517-557).

Roux. — Congrès de Budapest, 1894, t. ii, p. 88.

Roux. — Société médicale des Hôpitaux. 7 et 11 juin 1901.

Roux et Marlin. — *Annales de l'Institut Pasteur*, sept. 1894.

Rubens. — Immunisation de la diphtérie. *Deutsche M. W.*, 1895, p. 758.

Schuler. — Injections préventives. *Allg. Med. Zeitg.*, 1894, n° 88.

Sevestre et Mery. — Accidents des injections de sérum de Roux. Soc. méd. des Hôp., 1896 (p. 31).

Sevestre. — Congrès de Moscou. 1897. T. iii, s. 6. p. 221 et 232.

Shabad. — Sur les injections préventives de sérum antidiphté-rique. *Bolnitsch Gaz. Botkina.* Saint-Pétersb. 1898, ix (1491-98).

Slawyck. — Beitrag zur serotherapie der diphterie. *Die thera-pie der Gegenwart*, 1899.

Smirnow. — Vaccination diphtérique. *Berl. Kl. W.*, 1891, nº 30.

Stukkei. — Diphtérie et inocul. préventives à l'hôpital des enfants du Prince Oldenburgski, de 1893 à 1898. *Bolnitsch Gaz. Botkina.* Saint-Pétersb., 1898, ix (1502).

Torday (Budapest). — Le sérum antidiphtérique à l'hôpital Stéphanie. *Deutsche Med. Woch.*, 1895. p. 408.

Uspensky. — Injections préventives dans les familles. Cong. de Moscou, 1897, t. iii, s. 6.

Variot. — Doit-on employer actuellement le sérum antidiphté-rique comme procédé d'immunisation chez l'homme ? *Journal de clin. et de thérap. infantiles*, Paris, 1895, iii, (181-183).

— La diphtérie et la sérothérapie. 1898.

— Société médicale des Hôpitaux, 7 juin 1901.

Violi. — Injections préventives de sérum antidiphtérique. *La Pediatria*, juin 1900. nº 6.

Visokowitch. — *Vestnik Méd. Kharkow*, 1896, i (45).

Waxham. — Report of a case of diphtheria, showing the short period of immunity produced by antitoxin. *Chicago M. Recorder*, 1895. ix (306).

Weil. — Thèse de Paris. 1897.

Widerhofer (von). — Valeur prophylactique des injections pré-ventives. *Sem. med.*, 1895, p. 147.

TABLE DES MATIÈRES

IMPRIMERIE F. DEVERDUN, BUZANÇAIS (INDRE).

www.ingramcontent.com/pod-product-compliance
Ingram Content Group UK Ltd.
Pitfield, Milton Keynes, MK11 3LW, UK
UKHW020931120726
13693UKWH00003B/1262